Wahrburg · Egert
Richtig einkaufen
Fette & Öle

W0236858

Die Autorinnen

Ursel Wahrburg (Fachhochschule Münster, Fachbereich Oecotrophologie) und **Sarah Egert** (Universität Bonn, Institut für Ernährungs- und Lebensmittelwissenschaften) begleitet das Thema »Lebensmittel und was eigentlich in ihnen steckt« schon ihr ganzes Berufsleben über. Mit Nährwerten von Lebensmitteln, Datenbanken und Co. haben sie quasi ständig zu tun – und stoßen dabei immer wieder auf Unzulänglichkeiten: fehlende Werte, mangelnde Aktualität, Unübersichtlichkeit … Das muss doch auch besser gehen, dachten sich die beiden vor einigen Jahren. Aus diesem Gedanken heraus entstand »Die große Wahrburg/Egert Kalorien- & Nährwerttabelle« (ebenfalls erschienen bei TRIAS) und nun dieses Buch, gezielt auf Fette und Öle zugespitzt.

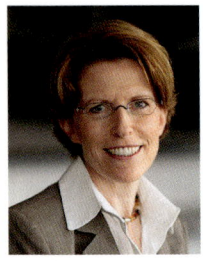

Ursel Wahrburg

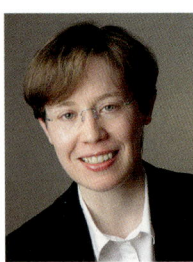

Sarah Egert

Prof. Dr. troph. Ursel Wahrburg
Dr. oec. troph. Sarah Egert

Richtig einkaufen
Fette & Öle

Für Sie bewertet:
1300 Lebensmittel und Fertigprodukte

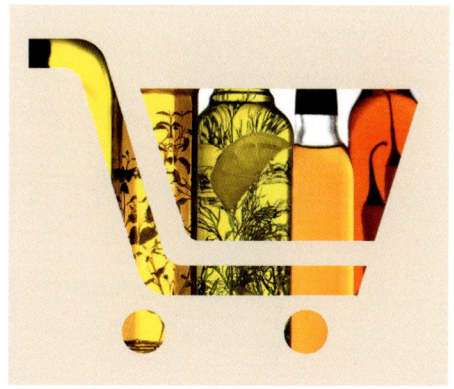

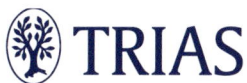

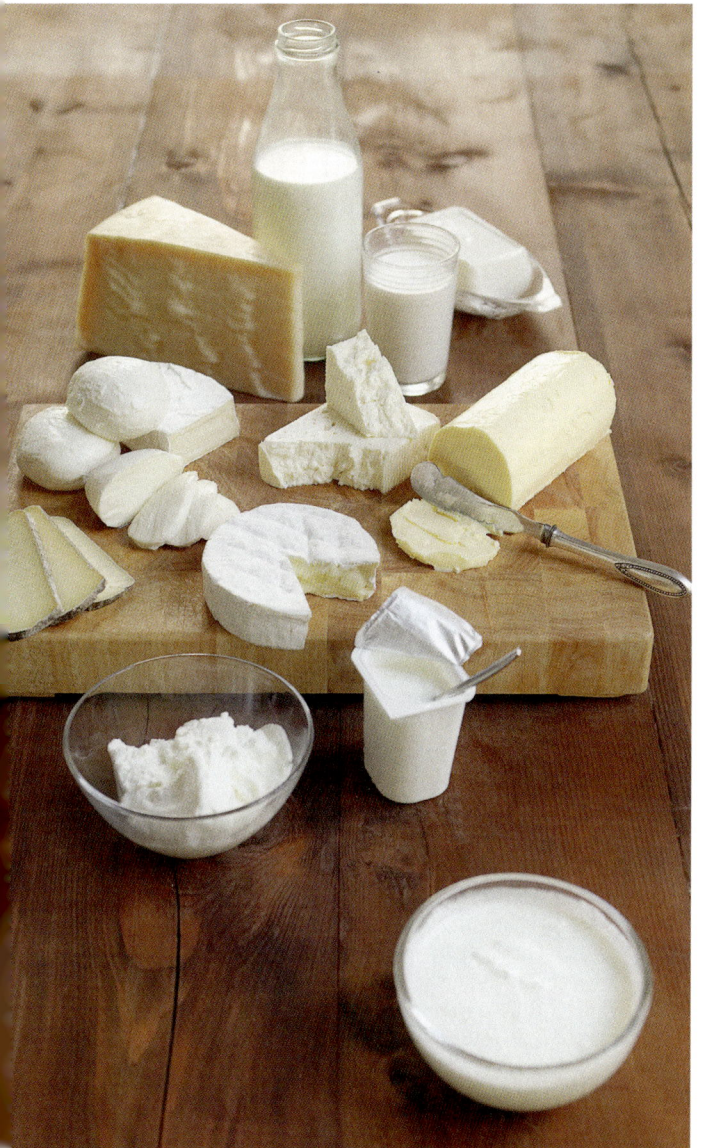

Liebe Leserin,
lieber Leser,

Kein anderer Nährstoff steht so in der Diskussion wie das Fett. Einmal heißt es, wir essen zu viel Fett, das macht dick und krank, dann plötzlich wird Fett für »unschuldig« erklärt und möglichst viel davon empfohlen. Widersprüchlicher könnten die Botschaften nicht sein, die Sie als Verbraucher verunsichert zurücklassen.

Im Einkaufsführer haben wir zunächst den aktuellen Stand der Wissenschaft zum Thema Fette für Sie kurz zusammengefasst. Die wohl wichtigste Erkenntnis lautet, dass die Qualität der Fette entscheidender ist als nur ihre Menge. Hier sind sich alle Experten einig. Zu einer gesunden Ernährungsweise gehören die richtigen Fette unbedingt dazu, von anderen allerdings verspeisen wir mehr, als uns guttut.

Aber wie ist das eigentlich: Welche Fette nützen uns und welche sind eher schädlich? Und wo steckt besonders viel vom falschen oder vom richtigen Fett? In unserem Ratgeber haben wir Hunderte von Lebensmitteln, auch Markenprodukte, sowie zahlreiche Speisen und Gerichte für Sie nach einem übersichtlichen Grün-Gelb-Rot-Ampelsystem bewertet. So hilft Ihnen der

Einkaufsführer im Handtaschenformat beim Einkauf, beim Kochen und beim Essen außer Haus, dort Fette zu sparen, wo es notwendig ist, aber auch diejenigen zu finden, von denen wir sogar mehr zu uns nehmen sollten.

Es gibt viele Gründe für eine optimale Fettbilanz: Vielleicht möchten Sie Fettkalorien sparen, um abzunehmen, vielleicht müssen Sie auf Ihre Blutfette achten, oder Sie möchten sich einfach nur ausgewogen ernähren, um gesund zu bleiben und nicht zuzunehmen. Mit einer abwechslungsreichen Lebensmittelwahl und den richtigen Fetten sind Sie in jedem Fall auf einem guten Weg.

Wir wünschen Ihnen viel Freude beim fettbewussten Essen und Genießen.

Ihre Ursel Wahrburg und Sarah Egert

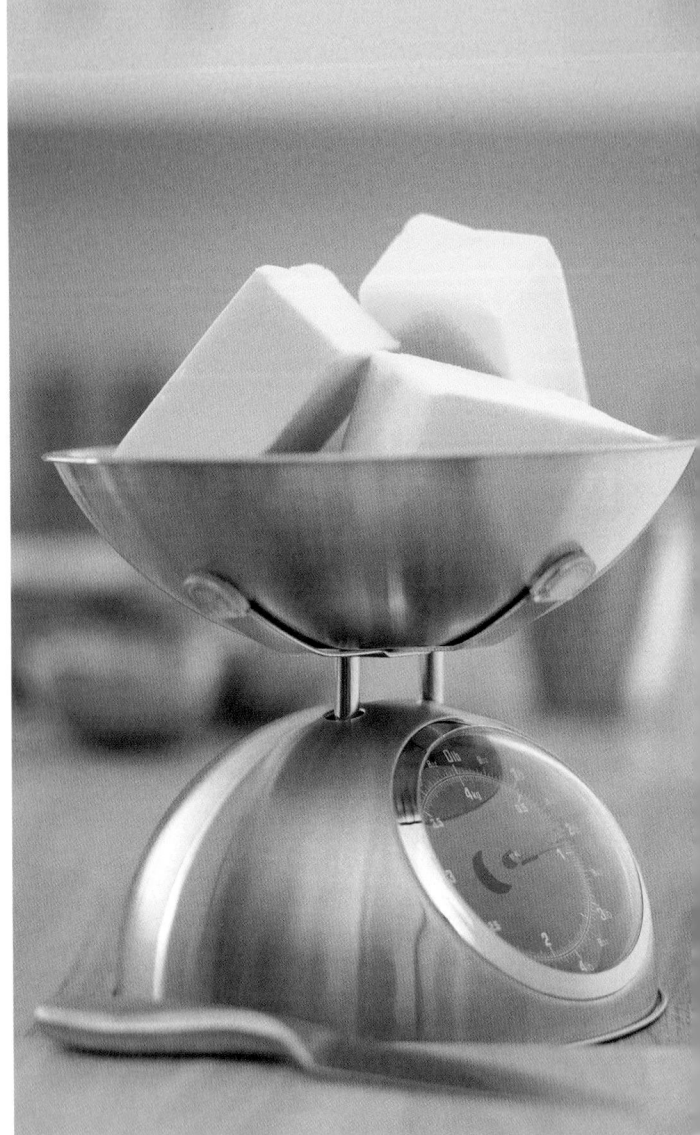

Das kleine Fett-Einmaleins

Fett ist sehr energiereich, liefert also viele Kalorien. Doch auch wenn man abnehmen möchte oder zu hohe Blutfettwerte hat, sollte man es nicht generell verteufeln. Bestimmte Fette enthalten nämlich auch lebenswichtige Stoffe, die wir unbedingt brauchen.

Fett ist nicht gleich Fett …

… es gibt ganz unterschiedliche Arten. Leider ist es so, dass die Durchschnittskost und die meisten Fertigprodukte reichlich minderwertige Fette enthalten, die eher ungünstig für die Gesundheit sind. Von den richtigen Fetten, die wichtige Gesundheitsaufgaben erfüllen, essen wir dagegen oft zu wenig.

Fett ist sehr energiereich

In jedem Gramm Fett stecken etwa 9 Kilokalorien (kcal), gut das Doppelte von Kohlenhydraten und Eiweiß, die jeweils 4 kcal/g liefern. Aber Fette versorgen uns nicht nur mit konzentrierter Energie, sie sind unter anderem auch Bestandteil aller Zellwände, schützen die inneren Organe vor Verletzungen und unseren Körper vor Wärmeverlusten. Das Fettgewebe ist unsere wichtigste Energiereserve für »Notzeiten«. Da wir aber heutzutage mit Kalorien eher überversorgt sind, wird aus dieser ursprünglich überlebenswichtigen Reserve häufig Übergewicht oder Fettleibigkeit.

Hauptbausteine der Fette sind die Fettsäuren. In sehr geringen Mengen findet man außerdem verschiedene Fettbegleitstoffe. Dazu gehören zum Beispiel die fettlöslichen Vitamine A, D, E und K sowie das Cholesterin.

Bei den Fettsäuren unterscheidet man je nach ihrem chemischen Aufbau drei Hauptgruppen:
- gesättigte Fettsäuren
- einfach ungesättigte Fettsäuren
- mehrfach ungesättigte Fettsäuren

Fette, die überwiegend aus gesättigten Fettsäuren bestehen, sind bei Zimmertemperatur fest, solche mit vielen ungesättigten Fettsäuren hingegen flüssig, dann sprechen wir von Ölen. Fette tierischer Herkunft enthalten zumeist höhere Anteile an gesättigten Fettsäuren als pflanzliche Fette. Es gibt aber auch Ausnahmen: So hat Kokosfett zu mehr als 90 % gesättigte Fettsäuren, während Fischöle reich an mehrfach ungesättigten Fettsäuren sind.

Gute und schlechte Fettsäuren

Alle Fettsäuretypen sind für uns von Bedeutung, haben allerdings ganz unterschiedliche Aufgaben im Körper. Je mehr man über die teilweise gegensätzlichen Wirkungen der verschiedenen Fette auf die Gesundheit weiß, umso klarer wird, dass es nicht in erster Linie auf die Fettmenge, sondern auf die Fettqualität ankommt. Im Durchschnitt nehmen die Deutschen gut ein Drittel aller Kalorien mit Fett zu sich. Das scheint zunächst nicht so außerordentlich viel zu sein, aber wenn man sich einmal unsere Durchschnittskost genauer ansieht, muss man feststellen: Wir essen vom falschen Fett zu viel und vom richtigen zu wenig.

Weniger gesättigte Fettsäuren essen

Gesättigte Fettsäuren (vereinfacht sprechen wir auch von »gesättigten Fetten«) stecken reichlich in fettreichen tierischen Lebensmitteln (zum Beispiel Wurstwaren, sahnehaltige Milchprodukte, Käse), aber ebenso in Backwaren und fettreichen Süßigkeiten, salzigen Snacks sowie Fertiggerichten. Den meisten Produkten sieht man ihren hohen Fett- und damit Kaloriengehalt gar nicht an. Mit diesen »versteckten Fetten« nehmen wir rund drei Viertel unseres gesamten Nahrungsfetts zu uns. Das ist weit mehr, als uns guttut. Sie liefern uns zwar Energie, aber da diese Produkte schlecht satt machen, essen wir davon schnell zu viel – und damit (viel) zu viele Kalorien.

Darüber hinaus sind sie ungünstig für Herz und Kreislauf, denn sie erhöhen die Blutfette, vor allem das schädliche LDL-Cholesterin. Ein hoher LDL-Cholesterinwert erhöht das Risiko für einen Herzinfarkt oder Schlaganfall. Bei den gesättigten Fetten kommen wir ums Einsparen also nicht herum. Wir nehmen fast das Doppelte der wünschenswerten Menge zu uns.

Am besten sollten nicht mehr als etwa 10 % der gesamten Kalorien aus gesättigten Fetten stammen. Bei 2500 kcal pro Tag sind das höchstens 250 kcal. Da 1 g Fett 9 kcal liefert, entsprechen diese 250 kcal zirka 28 g gesättigten Fettsäuren (250:9 = 27,8). Diese Menge steckt übrigens bereits in einer Currywurst plus Pommes frites mit Ketchup und Mayonnaise. Ein Stück Quiche Lorraine kommt zusammen mit einer Portion Mousse au Chocolat ebenfalls auf fast 28 g gesättigte Fette.

Vorsicht, Transfettsäuren!

Transfettsäuren sind eine besondere Gruppe. Sie entstehen als Nebenprodukt bei der sogenannten Fetthärtung. Das ist ein lebensmitteltechnologisches Verfahren, bei dem aus einem Pflanzenöl mit vielen ungesättigten Fettsäuren ein streichfähiges oder festes Fett mit überwiegend gesättigten Fettsäuren hergestellt wird. Dies wird gern von der Lebensmittelindustrie verwendet. Transfettsäuren sind chemisch betrachtet eine spezielle Gruppe ungesättigter Fettsäuren, im Unterschied zu den anderen ungesättigten Fetten sind sie aber schädlich für unsere Gesundheit. Sie erhöhen unter anderem den LDL-Cholesterinspiegel, senken gleichzeitig den Gehalt an schützendem HDL-Cholesterin und fördern Entzündungsprozesse im Körper. Gehärtete Fette findet man häufig in Knabberartikeln und Backwaren, in Fertiggerichten und frittierten Produkten.

Übrigens kommen Transfettsäuren in geringen Mengen auch in der Natur vor. Sie entstehen hier im Pansen von Wiederkäuern wie Kühen und Schafen. Deshalb findet man in der Milch und im Fleisch dieser Tiere eine gewisse Menge an Transfettsäuren. Den weitaus größeren Teil nehmen wir jedoch mit gehärteten Fetten zu uns. Auf die sollten wir möglichst verzichten.

Mehr einfach ungesättigte Fettsäuren verzehren

Sie sind im Gegensatz zu den gesättigten Fettsäuren und Transfettsäuren gut für unsere Gesundheit und gelten heute als besonders empfehlenswert: Etwa die Hälfte unseres Nahrungsfetts sollten einfach ungesättigte Fette liefern. Bei ihnen haben wir eindeutig Nachholbedarf.

Sie senken den Gehalt an LDL-Cholesterin im Blut, wirken insgesamt günstig auf den Fettstoffwechsel sowie auf die Blutzuckerwerte und halten die Blutgefäße gesund. Nachteilige Wirkungen sind nicht bekannt. Besonders gute Quellen für einfach ungesättigte Fettsäuren sind Olivenöl und Rapsöl, außerdem einige Nusssorten. Neben diesen Lebensmitteln enthalten auch viele fettreiche tierische Produkte größere Anteile an einfach ungesättigten Fettsäuren. Hier sind sie aber mit gesättigten Fettsäuren vergesellschaftet. Diese heben die vorteilhaften Wirkungen der einfach ungesättigten Fette wieder auf, sodass tierische Lebensmittel keine »gute Quellen« sind.

Sehr wichtig: mehrfach ungesättigte Fettsäuren

Mehrfach ungesättigte Fettsäuren (Polyensäuren) haben lebenswichtige Aufgaben im Körper und müssen mit der Nahrung aufgenommen werden. Sie werden als essenzielle Fettsäuren bezeichnet. Es gibt zwei verschiedene Bauarten: die Omega-3- und Omega-6-Fettsäuren.

Omega-6-Fettsäuren machen in unserer Durchschnittskost den weitaus größten Teil der Polyensäuren aus und sind besonders reichlich in Sonnenblumenöl, Distelöl und Keimölen enthalten. Omega-6-Fettsäuren senken ebenso wie einfach ungesättigte Fettsäuren das LDL-Cholesterin, werden aber insgesamt nicht mehr ganz so positiv bewertet wie früher.

Demgegenüber hat man für Omega-3-Fettsäuren in den letzten Jahren viele gesundheitsfördernde Wirkungen gefunden. Sie hemmen unter anderem Entzündungsprozesse im Körper, senken den Blutdruck und schützen Herz und Kreislauf. Außerdem halten sie das Gehirn fit. Von den Omega-3-Fettsäuren nehmen wir im Durchschnitt deutlich weniger als wünschenswert auf. Ideal wäre es, ein- bis zweimal pro Woche fettreichen Fisch sowie regelmäßig Omega-3-fettsäurereiche pflanzliche Lebensmittel zu essen.

Fettreiche Fische wie Hering, Makrele und Lachs enthalten einen hohen Anteil an den besonders wirksamen Omega-3-Fettsäuren Eicosapentaensäure (EPA) und Docosahexaensäure (DHA). Im Allgemeinen essen wir aber zu wenig Fisch, um damit ausreichend Omega-3-Fettsäuren aufzunehmen. Deshalb sollten wir unsere Versorgung ergänzen durch α-Linolensäure (ALA), eine Omega-3-Fettsäure, die sich in einigen pflanzlichen Lebensmitteln (Rapsöl, Walnüsse) findet. Wenngleich sie nicht so wirkungsvoll wie EPA und DHA ist, so können wir damit doch einen wertvollen Beitrag zur Versorgung mit Omega-3-Fettsäuren leisten.

Wie wird Cholesterin bewertet?

Cholesterin ist ganz anders aufgebaut als unsere Nahrungsfette. Als Fettbegleitstoff kommt es nur in tierischen Lebensmitteln vor. Es ist ein unentbehrlicher Bestandteil aller Körperzellen. Außerdem werden daraus wichtige Hormone und die Gallensäuren aufgebaut.

Unser Körper kann Cholesterin in ausreichender Menge selbst herstellen, sodass wir nicht auf eine Zufuhr mit der Nahrung angewiesen sind. Im Gegenteil, problematisch kann höchstens eine zu hohe Aufnahme werden, denn sie kann zu einer Erhöhung des LDL-Cholesteringehaltes im Blut beitragen.

Dem Cholesteringehalt in der Kost misst man nach heutigen Erkenntnissen allerdings längst nicht mehr die Bedeutung zu wie früher. Inzwischen weiß man nämlich, dass das Cholesterin in Eiern, Butter oder Innereien den Blutcholesteringehalt bei Weitem nicht so stark erhöht wie die gesättigten Fettsäuren. Dennoch sollte man es damit nicht übertreiben, und die Fachgesellschaften raten denn auch, dass es möglichst nicht mehr als 300 mg pro Tag werden sollten. Sie müssen aber keine Berechnungen über Ihre tägliche Cholesterinmenge anstellen. Die Zufuhr an Cholesterin wird automatisch vermindert, wenn weniger fettreiche tierische Lebensmittel gegessen werden, denn bei ihnen sind gesättigte Fettsäuren und Cholesterin praktisch vergesellschaftet.

Ernährungs-Tipps

Bei den versteckten Fetten kräftig zu sparen, ist zweifellos in Sachen Fett die wichtigste Maßnahme. Das erspart Ihnen viele überflüssige Kalorien und hilft Ihnen beim Abnehmen bzw. dabei, gar nicht erst zuzunehmen.

In tierischen Lebensmitteln wie Wurst und Käse, Backwaren und fettreichen Süßigkeiten, salzigen Snacks sowie Fertiggerichten verstecken sich oft viele ungesunde Fette: gesättigte Fettsäuren und/oder Transfettsäuren. Wenn Sie deutlich weniger davon essen, sparen Sie nicht nur Kalorien ein, sondern tun gleichzeitig etwas Gutes für Herz und Stoffwechsel. Der Cholesterinspiegel wird gesenkt und die Funktion der Blutgefäße verbessert, auch die Blutzuckerwerte profitieren.

Versteckte Fette vermeiden

Möglichkeiten, die versteckten Fette zu verringern, gibt es viele.

Brotbelag. Beim Brotbelag lässt sich jede Menge Fett sparen. Die meisten Wurst- und Käsesorten enthalten reichlich davon. Aber es gibt auch fettärmere Alternativen, wie Sie in den Einkaufs-Tabellen sehen. Und wenn

Sie auf Ihre Lieblingssorte nicht ganz verzichten möchten, wird es weniger Fett, wenn die Käse-/Wurstscheibe dünner oder kleiner wird.

Fleisch, Wurst und Fisch. Wählen Sie fettarme Fleischteile aus, zum Beispiel statt Schweinemett lieber Tatar, statt Mettwurst lieber Kasseler, statt Hähnchenkeule mit Haut lieber Hähnchenbrust. Schneiden Sie sichtbare Fettränder am Fleisch vor dem Verzehr ab, und essen Sie Geflügel möglichst ohne Haut. Durch das Panieren von Fleisch und Fisch wird der Fettgehalt fast verdoppelt, weil mit der Panade beim Braten viel Fett aufgenommen wird. Braten Sie die entsprechenden Teile lieber unpaniert in Öl oder grillen Sie Fleisch und Fisch.

Dessert. In Süßspeisen stecken häufig Sahne, Eier und/oder Schokolade und damit reichlich Fett. Vor allem Cremes und Mousse haben es in sich, selbst wenn sie locker geschlagen daherkommen. Als leichter und leckerer Abschluss einer Mahlzeit kommen beispielsweise Quarkspeisen, Obstsalate oder Sorbets infrage.

Lieblingsgericht »entfetten«. Schauen Sie sich Ihre Lieblingsgerichte und -rezepte einmal genauer an. Oft können Sie schon durch kleine Veränderungen der Zutaten den Fettgehalt deutlich verringern: Statt des Linseneintopfs mit Speck schmeckt er Ihnen bestimmt auch mit Kasseler, statt mit Crème fraîche lässt sich die Soße mit saurer Sahne verfeinern.

Lebensmittel clever austauschen

Die folgende Tabelle zeigt Ihnen beispielhaft, wie viel
Fett sich bereits durch den Austausch von nur wenigen
fettreichen gegen fettarme Produkte einsparen lässt,
ohne dass Sie weniger essen müssten. Mit dem Fett sparen Sie natürlich gleichzeitig viele Kalorien, bei diesem
Beispiel sind es fast 600 kcal.

Austauschtabelle zum Fettsparen

Tauschen Sie …		gegen		… und Sie sparen
Lebensmittel	Fett	Lebensmittel	Fett	
30 g Salami	11 g	30 g Koch-schinken	1 g	10 g Fett
30 g Schnitt-käse, 45 % Fett i.Tr.	8 g	30 g Schnitt-käse, 40 % Fett i.Tr.	5 g	3 g Fett
200 ml Voll-milch	8 g	200 ml fett-arme Milch	4 g	4 g Fett
150 g paniertes Schweine-kotelett	18 g	150 g Puten-brust, natur, mit Öl gebraten	6 g	12 g Fett
200 g Brat-kartoffeln	14 g	200 g Pell-kartoffeln	0 g	14 g Fett
200 g TK-Rahmgemüse	12 g	200 g TK-Gemüse, natur	0 g	12 g Fett
Fettersparnis insgesamt				55 g Fett

Mehr »gute Öle« verwenden!

Wie beschrieben gilt es beim Fett umzudenken und für die richtige Fettqualität zu sorgen, anstatt grundsätzlich jedes Fett möglichst vom Speiseplan zu verbannen. Leider wurde in der Vergangenheit besonders dort mit Fett gegeizt, wo man es sieht. Und das war vor allem beim Speiseöl. Da gab es dann Salate nur mit Magerjoghurt und Zitrone, dazu eine Bratwurst voller versteckter Fette aus der Teflonpfanne. Pflanzliche Öle mit den für unsere Gesundheit wertvollen ungesättigten Fettsäuren werden oft nur in »medizinischer Dosis« verwendet. Aus heutiger Sicht wurden damit genau die falschen Fette gespart. Viel besser ist es, zum Beispiel den Salat mit Olivenöl-Dressing anzumachen und dazu in Rapsöl gebratenen Fisch zu essen. Natürlich sollen Ihre Speisen nicht in Öl ertrinken, aber zwei bis drei Esslöffel pro Tag dürfen es ruhig sein.

Raffiniert oder kalt gepresst?

Ein Großteil der Speiseöle gelangt als »raffiniertes Öl« in den Handel. Bei der Ölraffination werden Geruchs- und Geschmacksstoffe sowie Rückstände aus der Ölsaat entfernt, und man erhält ein geschmacksneutrales Öl, das in der Küche vielseitig verwendbar ist.

Von den meisten Ölsorten gibt es auch kalt gepresste, nicht raffinierte Varianten, die einen typischen Eigengeschmack haben. Im Unterschied zu den meisten Speiseölen, die aus Ölsaaten gewonnen werden, stammt das Olivenöl aus Ölfrüchten. Viele unterschiedliche Sorten führen zu einer großen geschmacklichen Vielfalt beim Olivenöl, das zum allergrößten Teil kalt gepresst in den Handel kommt.

Raps- und Olivenöl sind besonders empfehlenswert

Da die einfach ungesättigten Fette aus gesundheitlicher Sicht den Hauptfettanteil ausmachen sollten, empfiehlt man heute insbesondere Rapsöl und Olivenöl, die davon besonders viel enthalten. Rapsöl versorgt uns außerdem mit der Omega-3-Fettsäure α-Linolensäure. Diese beiden Speiseöle haben den früher empfohlenen Ölen mit vielen mehrfach ungesättigten Fettsäuren wie Distelöl oder Sonnenblumenöl den Rang abgelaufen.

Es spricht natürlich nichts dagegen, wenn Sie aus dem großen Angebot der Speiseöle auch andere Sorten mitverwenden, um zum Beispiel mit einem Kürbiskernöl Ihre Kürbissuppe zu verfeinern oder mit einem Walnussöl für einen nussigen Geschmack beim Feldsalat zu sorgen. Auch die Frage, ob es lieber ein raffiniertes und geschmacksneutrales oder intensiver schmeckendes kalt gepresstes Öl sein soll, sollten Ihr persönlicher Geschmack sowie der Verwendungszweck – ob zum Kochen, Braten oder als Salatdressing – entscheiden.

Richtig lagern und zügig verbrauchen

Die ungesättigten Fettsäuren in den Ölen reagieren recht empfindlich auf Licht und Sauerstoff. Lagern Sie Ihre Speiseöle daher immer dunkel, und wenn die Flasche einmal geöffnet ist, sollten Sie sie in kurzer Zeit verbrauchen. Bei zu langer Lagerung kann das Öl ranzig werden, was Sie selbst leicht an dem dann unangenehmen Geruch und kratzigen Geschmack feststellen können. Kaufen Sie von einem Öl, das Sie nur selten verwenden, lieber nur eine kleine Flasche.

Ein gutes Speiseöl lässt sich vielfältig einsetzen, nicht nur zum Braten und als Salatdressing. Das sollten wir nutzen und auch mal Neues ausprobieren. Wie erwähnt sind Speiseöle unsere wichtigste Quelle für die wertvollen ungesättigten Fettsäuren. Sie werden erstaunt sein, wie viele Köstlichkeiten sich mit etwas Öl ganz einfach zubereiten lassen. Manches können wir dabei von den Mittelmeerländern lernen, die ja sehr kreativ und verschwenderisch mit Olivenöl umgehen.

Öle »mediterran« einsetzen

- Folgen Sie dem Vorbild der italienischen Antipasti und marinieren Sie Gemüse wie Paprika, Auberginen oder Zucchini mit Öl, Kräutern und Knoblauch.
- Pastagerichte mit Gemüse oder Kräutern und Olivenöl oder auch mit Pestos lassen sich schnell zubereiten und schmecken immer wieder lecker. Pestos aus Olivenöl mit Pinienkernen, Basilikum, Parmesan, Kräutern oder auch anderen Zutaten lassen sich auch gut auf Vorrat herstellen und eignen sich ebenfalls als Brotaufstrich.
- Zu empfehlen ist auch Gemüse, das je nach Saison in bunter Mischung in Öl gebraten wird.
- Salatdressings lassen sich im Geschmack nicht nur durch verschiedene Ölsorten variieren, sondern auch durch Essig. Versuchen Sie einmal neue Sorten wie

Balsamico- oder Himbeeressig. So schmecken Ihre Salate immer wieder anders.

- Wenn Sie zum Salat Brot essen, »versiegeln« Sie es nicht mit Streichfett, sondern nutzen Sie es, um das Öl-Dressing aufzutunken.
- Auch bei vielen Kuchenrezepten können Sie Öle verwenden, zum Beispiel bei einem Quark-Öl-Teig. Hier ist dann ein geschmacksneutrales Öl zu empfehlen.
- Zum Kochen und Braten sind manche Speiseöle mit einem hohen Anteil an mehrfach ungesättigten Fettsäuren wie etwa Leinöl oder Distelöl gar nicht geeignet. Rapsöl hingegen kann sehr gut erhitzt werden.

Richtig einkaufen

Beim Auffinden von versteckten Fetten hilft Ihnen zunächst die Zutatenliste auf der Verpackung von Lebensmitteln: Aus der Reihenfolge der aufgeführten Zutaten lässt sich die verhältnismäßige Menge der einzelnen Zutat ablesen. Die zuerst genannte ist in der größten Menge, die zuletzt genannte in der geringsten Menge enthalten. Wenn Sie also Fette auf den vorderen Plätzen einer Liste finden, wird das Produkt auch ziemlich fettreich sein. Dann lohnt sich die Suche nach einer fettärmeren Alternative. Die Einkaufs-Tabellen helfen Ihnen dabei.

Gesättigte und Transfettsäuren erkennen

Transfettsäuren müssen in Deutschland nicht extra deklariert werden. Sie finden aber häufig Zutaten wie »gehärtetes Pflanzenfett« oder »Pflanzenfett, zum Teil gehärtet« auf der Liste. Dann können Sie davon ausgehen, dass Ihr Produkt auch Transfettsäuren enthält, ebenso wie gesättigte Fettsäuren. Achten Sie insbesondere bei Backwaren, Fertigprodukten und Fertiggerichten, fettreichen Süßigkeiten und salzigen Knabbereien auf diese Angaben.

Beispiel einer Zutatenliste für Gebäck: »Weizenmehl, Zucker, Pflanzenfett, zum Teil gehärtet, Milchzucker, Süßmolkenpulver, Emulgator: Sojalecithin, Trockeneigelb, Salz, Vollmilchpulver, Backtriebmittel, Gewürz, Aroma«. Bei diesem Gebäck steht das Fett an dritter Stelle, es ist also recht fettreich mit vielen gesättigten Fettsäuren und Transfettsäuren.

Weil gerade Transfettsäuren einen schlechten Ruf haben, werben Hersteller zuweilen auf ihren Produkten mit dem Hinweis »frei von Transfettsäuren«. Das bedeutet aber nicht automatisch, dass hier nur gesunde Fette verwendet wurden. Wenn sich auf der Zutatenliste zum Beispiel Palmkernfett oder Kokosfett findet, weist dies auf einen hohen Anteil an gesättigten Fetten hin, denn diese beiden Fette bestehen von Natur aus überwiegend aus gesättigten Fettsäuren und müssen nicht erst gehärtet werden.

Die Nährwertinformationen verstehen

Genaue Angaben zum Fett und zu den gesättigten Fettsäuren finden Sie in den Nährwertinformationen auf der Lebensmittelverpackung. Seit 2011 ist für ganz Europa vorgeschrieben, dass neben dem Kaloriengehalt u.a. der Gehalt an Gesamtfett und an gesättigten Fettsäuren (in Gramm pro 100 g Lebensmittel) verzeichnet werden muss. Am Beispiel eines Müsliriegels sehen Sie in der Tabelle, dass der Riegel zu einem Viertel, also 25 % aus Fett besteht, und zwar zu mehr als der Hälfte aus gesättigten Fettsäuren (17 g von 25 g). Diese 25 g Fett liefern 225 kcal (25 x 9), das entspricht fast der Hälfte (44 %) der gesamten Kalorien. Der zunächst »gesund klingende« Müsliriegel entpuppt sich also bei näherem Hinsehen als Produkt mit reichlich versteckten Fetten.

Beispiel für die Nährwertinformationen auf Lebensmitteln

Der Müsliriegel enthält pro 100 g:	
Energie	510 kcal
Fett	25 g
davon gesättigte Fettsäuren	17 g
Kohlenhydrate	59 g
davon Zucker	43 g
Eiweiß	7 g
Ballaststoffe	3 g
Natrium	0,26 g

Angaben pro Portion. Zusätzlich zu diesen detaillierten Angaben pro 100 g können auch der Energie- und Nährstoffgehalt (Zucker, Fett, gesättigte Fette, Salz) pro Portion deklariert werden, zusammen mit der Angabe, zu wie viel Prozent der durchschnittliche Tagesbedarf damit gedeckt wird. Diese Angaben können allerdings leicht irreführend sein. So wird die Größe der »Portion«

von den Herstellern festgelegt und ist oft auffällig klein. Mit einer realistischen Durchschnittsportion werden dann sofort mehr Kalorien und Fette zugeführt als für die zu kleine Portion ausgewiesen.

Hilfreicher sind zumeist die oben genannten Nährstoffangaben pro 100 g. Sie finden sich allerdings häufig klein gedruckt auf der Packungsrückseite.

Achten Sie bei Käse auf die »Fett i. Tr.«-Angabe

Bei Käse finden Sie auf der Verpackung häufig die Angabe »Fett i. Tr.«, das heißt »Fett in der Trockenmasse«. Der Wert gibt an, wie viel Fett im Käse enthalten ist, wenn er gar kein Wasser enthält. Je nachdem, wie hoch der Wasseranteil im Käse ist, kann der absolute Fettgehalt bei »45 % Fett i. Tr.« höher oder niedriger sein, zum Beispiel beträgt er bei dem harten und wasserarmen Emmentaler 31 g/100 g Käse, bei dem wasserreicheren Camembert hingegen 23 g/100 g. Vergleichen Sie die Werte in den Einkaufs-Tabellen.

Im Unterschied zu verpackten Produkten ist es bei loser Ware schwieriger zu erkennen, wie viel und welche Fette darin stecken. Die Zutatenliste fehlt ebenso wie die Nährstoffinformationen. Unsere Einkaufs-Tabellen können Ihnen eine Hilfe beim Einkaufen und Auswählen sein.

Außer Haus essen

Mithilfe des Bewertungssystems im Ratgeber können Sie Fettfallen auch erkennen, wenn Sie auswärts im Restaurant oder in der Kantine essen. Hier noch einige allgemeine Tipps dazu.

Im Restaurant

- Wählen Sie eine klare Suppe anstelle einer Cremesuppe. Der Unterschied im Fettgehalt ist enorm.
- Ein frischer Rohkostsalat ist immer gut, sei es als Vorspeise oder Beilage. Lassen Sie sich das Dressing extra servieren, dann können Sie die Menge selbst bestimmen, und wählen Sie lieber ein Öl-Essig- als ein Sahne- oder Cocktail-Dressing.
- Weniger günstig hingegen sind Käse- oder Wurstsalate sowie Salate mit Mayonnaise.
- Statt panierter Fleisch- oder Fischgerichte am besten Gegrilltes oder Naturgebratenes wählen.
- Fettreiche Beilagen wie Pommes frites, Kroketten oder Gratin werden meist gern gegen Salzkartoffeln ausgetauscht, wenn Sie darum bitten.
- Bei Pastagerichten sind Soßen mit Gemüse günstiger als solche mit Sahne oder Käse.
- In Aufläufen, Gratins, frittierten oder überbackenen Speisen steckt häufig reichlich Fett.
- Gemüse hat praktisch kein Fett und ist daher immer ideal. Allerdings können fettreiche Zubereitungsformen diese gute Bilanz leicht verderben, z.B. bei Gemüse in Sauce hollandaise oder einem mit Käse überbackenen Gemüsegericht.

- Ein Obstdessert (Obstsalat oder Rote Grütze) als Nachtisch bringt weit weniger Fett mit als Cremespeisen; ein Fruchtsorbet weniger als ein Sahneeis.
- Wenn Sie nicht sicher sind, ob sich in einem Gericht auf der Speisekarte möglicherweise viel Fett verbirgt, fragen Sie nach den Zutaten oder der Zubereitung.

In der Kantine

Viele der vorangehenden Tipps für den Restaurantbesuch lassen sich auf das Essen in Kantinen übertragen. Oft gibt es ein Salatbuffet, und es werden verschiedene Gerichte zur Auswahl angeboten. Wenn die Speisen komplett portioniert werden, bitten Sie doch einfach um weniger Soße, eine fettärmere Beilage oder etwas mehr Gemüse. Dort, wo die Speisen aus einzelnen Komponenten zusammengestellt werden, können Sie sich selbst Menübestandteile mit möglichst wenig Fett auswählen.

Selbstversorgung am Arbeitsplatz

Wenn es bei Ihnen im Betrieb keine Kantine gibt oder Sie nicht dort essen möchten, werden Sie sich vermutlich selbst versorgen. Seien Sie auch dabei fettbewusst: Für belegte Brote finden Sie in den Einkaufs-Tabellen fettarme Brotbeläge, die mit ▲ oder ▶ bewertet werden. Mit frischer Rohkost wie Gurkenscheiben oder Radieschen schmeckt das Brot frischer und sättigt besser. Frisches Obst ist bestens geeignet als süßer Abschluss und für zwischendurch. Das gilt ebenso für fettarmen Fruchtjoghurt oder -quark.

Auch ein daheim vorbereiteter Salat mit frischer Rohkost und Blattsalaten der Saison lässt sich in einer Frischhaltedose gut mitnehmen. Nehmen Sie aber Salat und Dressing getrennt mit, und geben Sie das Dressing erst direkt vor dem Essen über den Salat.

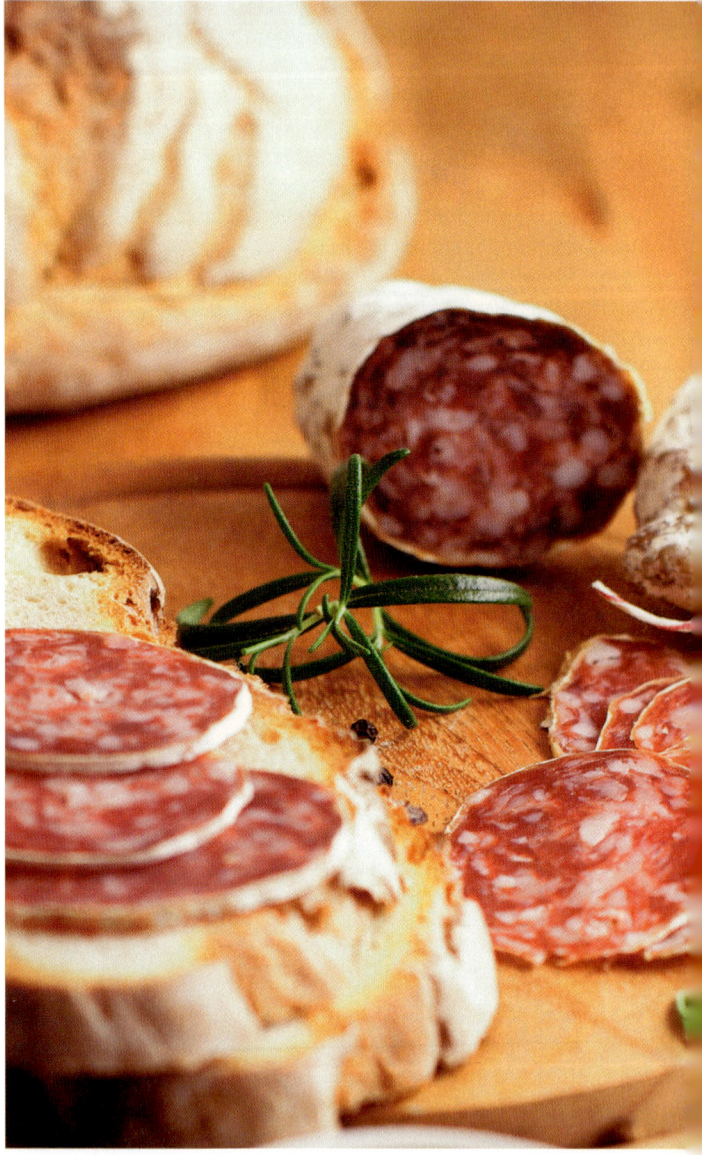

Einkaufs-Tabellen

In den folgenden Tabellen haben wir für Sie mehr als 1300 Nahrungsmittel auf ihren Fettgehalt hin bewertet. So wird es Ihnen leicht gelingen, versteckten Fetten aus dem Weg zu gehen und fettärmere Alternativen zu wählen.

So lesen Sie die Tabellen

In den Einkaufs-Tabellen finden Sie eine Vielzahl gängiger Lebensmittel und Gerichte mit ihrem Fett- und Kaloriengehalt, angegeben jeweils pro 100 g des Produkts. Bei allen Produkten, die gar kein Fett oder nur Spuren davon enthalten (beispielsweise Magerquark), steht in der Spalte Fett: 0 g.

Alle Werte in den Tabellen sind Durchschnittswerte. Die Daten für die einzelnen Lebensmittel in unserer Tabelle stammen aus den aktuellen wissenschaftlichen Standard-Nährwerttabellen und -Datenbanken. Für die vielen zubereiteten Gerichte haben wir zunächst die gängigsten Standardrezepte ermittelt und anschließend Fett- sowie Kaloriengehalt anhand der Rezeptzutaten berechnet. Die Zutaten, die Sie vielleicht für ein entsprechendes Gericht verwenden, können natürlich von unserem Durchschnittsrezept abweichen, dementsprechend kann sich der tatsächliche Fettgehalt von unserem Durchschnittsgehalt unterscheiden. Diese Abweichungen sind aber normalerweise nicht entscheidend. Die Durchschnittswerte reichen aus.

Sie finden in den Einkaufs-Tabellen zudem eine Reihe von Markenprodukten verschiedenster Lebensmittelhersteller, bei denen die Werte jeweils von den Produzenten stammen. Angesichts des riesigen Angebots unterschiedlicher Produkte konnten wir hier nur beispielhaft einige wenige Produkte herausgreifen. Diese willkürliche Auswahl bedeutet nicht, dass wir ein bestimmtes Markenprodukt besser bewerten als etwa ein vergleichbares nicht aufgeführtes Konkurrenzprodukt. Viele Hersteller weisen ausdrücklich darauf hin, dass sich aufgrund häufig veränderter Rezepturen jederzeit auch der Fettgehalt ihrer Produkte ändern kann. Daher können wir Ihnen die dauerhafte Aktualität der von uns verwendeten Herstellerdaten leider nicht garantieren. Wenn Sie ganz sichergehen wollen, schauen Sie auf die Angaben, die die Hersteller auf der Verpackung machen.

Abkürzungen:

i.D.	im Durchschnitt
i.Tr.	in der Trockenmasse (bei Fettangaben von Käse)
g	Gramm
TK	Tiefkühlerzeugnis
TL	Teelöffel
EL	Esslöffel
Vol.-%	Volumenprozent (bei alkoholischen Getränken)

Bewertung

Den Fettgehalt der Lebensmittel haben wir für Sie folgendermaßen bewertet:
- ▲ steht für Produkte mit wenig Fett und meistens auch mit wenigen Kalorien.
- ▶ wird für Lebensmittel mit einem mittleren Fettgehalt vergeben.
- ▼ erhalten Produkte mit einem hohen Fettgehalt, die damit auch sehr kalorienreich sind.

Der Einkaufsführer soll Ihnen eine Hilfe sein, um fettreiche Produkte einer Gruppe zu erkennen und geeignete Alternativen in derselben oder in anderen Lebensmittelgruppen zu finden. Insbesondere möchten wir Ihnen Einsparpotenziale innerhalb der einzelnen Produktkategorien aufzeigen. Deshalb haben wir in den verschiedenen Produktgruppen auch teilweise unterschiedliche Grenzwerte für die 3 Bewertungsstufen gesetzt. In den meisten Produktgruppen wird ▲ für einen Fettgehalt unter 10 g/100 g vergeben, ▶ für Werte von 10–20 g, und ein ▼ erhalten Produkte mit mehr als 20 g Fett pro 100 g. In einigen Gruppen jedoch wie beim Gemüse wurden diese Grenzen nach unten versetzt. Gemüse enthält ja praktisch kein Fett, sodass ▲ dominiert. Dennoch gibt es eine Reihe von Gemüseprodukten wie etwa Tiefkühlrahmgemüse, das aufgrund seiner Zubereitung doch vergleichsweise viel Fett, zudem überwiegend gesättigtes, enthält und damit Möglichkeiten zum Fettsparen bietet. Dies wird durch eine Bewertung mit ▶ deutlich gemacht. Bei den Speisefetten und Ölen sind die Grenzen nach oben verschoben, Näheres dazu vor der entsprechenden Einkaufs-Tabelle.

Wertvolle Fette erkennen Sie am *

Vielleicht wundern Sie sich, dass die Bewertungen allein aufgrund des Fettgehalts der Lebensmittel vergeben werden, nachdem zuvor so viel von der Bedeutung der richtigen Fettqualität die Rede war. Aber das hat einen einfachen Grund: Die Bewertung soll für Sie vor allem einfach und übersichtlich sein. Bei den allermeisten Lebensmitteln mit versteckten Fetten, sei es ein Croissant, eine Currywurst oder ein Schokoladeneis, sind es zum größten Teil eben die ungünstigen gesättigten Fettsäuren und/oder Transfettsäuren. Deshalb ist ein kompliziertes Bewertungssystem, das auf Fettmenge und -qualität beruht, für all diese Produkte gar nicht notwendig.

Es gibt nur wenige Ausnahmen, bei denen ein hoher Fettgehalt eine wirklich gute Fettqualität bedeutet: Das sind zum einen Nüsse, zum anderen fettreiche Fischarten. Beachten Sie hier die Erläuterungen vor den jeweiligen Tabellen und die zusätzliche Bewertung der Fettqualität: Mit * wurden alle Lebensmittel ausgezeichnet, die überwiegend empfehlenswerte Fette enthalten. Und eine andere große Sondergruppe sind natürlich die Speisefette und -öle, für die ein Bewertungssystem auf Basis des Fettgehalts eigentlich keinen Sinn macht, sind sie doch entweder reines Fett oder zumindest sehr fettreich. Alle Fette und Öle mit guter Fettsäurezusammensetzung haben ein * erhalten. Auf der anderen Seite gibt es eine Reihe von Produkten, die trotz ihrer Bewertung mit ▲ nicht gerade als gesundheitliche Highlights gelten können. Hierzu gehören vor allem Süßigkeiten wie Bonbons oder Fruchtgummi, die zwar kaum Fett, dafür aber reichlich Zucker enthalten. Vor den jeweiligen Einkaufs-Tabellen finden Sie entsprechende Anmerkungen.

Wenn Sie diese Ausnahmen beachten und sich ansonsten an dem Ampelsystem orientieren, bevorzugt Produkte auswählen, die ein ▲ oder ▶ erhalten haben, und insgesamt abwechslungsreich und vielseitig essen, dann haben Sie schon die wichtigsten Voraussetzungen für eine gesunde Ernährungsweise mit der richtigen Fettqualität erfüllt.

Fleisch, Geflügel, Wurstwaren und Eier

Wenn Sie sich die Fleisch-Tabellen anschauen, werden Sie feststellen, dass es eine große Auswahl an mageren Fleischteilen gibt, die mit ▲ bewertet werden, und dass vor allem fettreich zubereitete Fleischgerichte sowie Wurstwaren mit ▶ oder ▼ bewertet werden. Bei diesen Produkten gibt es teilweise sehr große Einsparpotenziale, die Sie nutzen sollten. Beim Fleisch sichtbares Fett abzuschneiden und bei Geflügel auf die Haut zu verzichten, ist ebenfalls eine effektive Fettsparmaßnahme.

Lebensmittel	Energie (kcal)	Fett (g)	Bewertung
Kalbfleisch			
Brust	131	6	▲
Filet	101	2	▲
Haxe	123	4	▲
Keule	102	2	▲
Kotelett	147	8	▲
Leber	86	1	▲
Niere	124	6	▲
Schnitzel	113	3	▲
Schulter (Bug)	94	1	▲
Zunge	172	12	▶
Lammfleisch			
Filet	117	4	▲
Keule	134	5	▲

Lebensmittel	Energie (kcal)	Fett (g)	Bewertung
Kotelett	229	17	▶
Schulter (Bug)	151	8	▲
Rindfleisch			
Filet	121	4	▲
Gehacktes	202	14	▶
Herz	121	6	▲
Hohe Rippe	159	8	▲
Kamm (Hals)	160	9	▲
Keule (Ober- u. Unterschale, Hüfte, Kugel)	121	4	▲
Leber	131	4	▲
Niere	113	5	▲
Roastbeef	131	4	▲
Steak	126	4	▲
Tatar	114	3	▲
Zunge	207	16	▶
Schweinefleisch			
Backe	299	26	▼
Bauch	261	21	▼
Eisbein (Haxe)	186	12	▶
Filet	105	2	▲
Kasseler	151	8	▲
Kotelett	133	5	▲
Leber	129	5	▲
Mett (Hackfleisch)	250	20	▶
Niere	102	4	▲
Ober-/Unterschale (Schinkenstück)	136	6	▲

FLEISCH

Lebensmittel	Energie (kcal)	Fett (g)	Bewertung
Schnitzel	106	2	▲
Schulter (Bug)	161	9	▲
Zunge	158	10	▶
Wild und sonstiges Fleisch			
Hasenkeule	116	3	▲
Hauskaninchen i.D.	146	8	▲
Hirschkeule	113	3	▲
Pferdefleisch i.D.	115	3	▲
Rehkeule	97	1	▲
Rehrücken	122	4	▲
Wildkaninchen i.D.	109	2	▲
Wildschweinkeule	109	3	▲
Ziegenfleisch i.D.	149	8	▲
Geflügel und Wildgeflügel			
Entenbrust	121	5	▲
Entenfleisch mit Haut i.D.	226	17	▶
Fasanenbrust	133	3	▲
Gänsefleisch mit Haut i.D.	338	31	▼
Gänsekeule	157	8	▲
Hähnchen (Poularde) i.D.	166	10	▶
Hähnchenbrust ohne Haut	102	1	▲
Hähnchenschenkel mit Haut	173	11	▶
Pute (Truthahn) i.D.	216	15	▶
Putenbrust	107	1	▲
Putenschenkel	155	9	▲
Straußenfleisch i.D.	114	2	▲

Lebensmittel	Energie (kcal)	Fett (g)	Bewertung
Suppenhuhnfleisch i.D.	257	20	▶
Wildente	133	9	▲
Fleisch- und Wurstwaren			
Bauernleberwurst	356	32	▼
Bierschinken	160	10	▶
Bierwurst	232	19	▶
Blutwurst (Rotwurst)	288	26	▼
Bockwurst	273	25	▼
Braten-Aufschnitt	155	6	▲
Corned beef	141	6	▲
Cervelatwurst	394	35	▼
Fleischkäse (Leberkäse)	294	27	▼
Fleischwurst	283	25	▼
Frankfurter Würstchen	269	24	▼
Frikadelle	250	16	▶
Geflügelmortadella	174	10	▶
Gelbwurst (Hirnwurst)	285	27	▼
Hackfleisch (halb und halb)	231	18	▶
Jagdwurst	203	16	▶
Kabanossi	451	44	▼
Kalbsbratwurst	270	25	▼
Kalbsleberwurst	313	29	▼
Kasseler-Aufschnitt	151	8	▲
Knackwurst	260	24	▼
Kochschinken	125	4	▲
Lachsschinken	116	4	▲

FLEISCH- & WURSTWAREN

FLEISCH- & WURSTWAREN

Lebensmittel	Energie (kcal)	Fett (g)	Bewertung
Leberpastete	314	29	▼
Leberwurst	354	33	▼
Lyoner Wurst	308	29	▼
Mettwurst	296	24	▼
Mettwurst, luftgetrocknet	335	29	▼
Mettwurst, streichfähig	382	37	▼
Mortadella	272	25	▼
Münchner Weißwurst	260	23	▼
Putenbrust-Aufschnitt	113	1	▲
Rauchfleisch	129	6	▲
Salami	402	36	▼
Schinken, geräuchert	153	8	▲
Schinkenspeck (Speck, durchwachsen)	621	65	▼
Schinkenwurst	261	23	▼
Schwartemagen	210	17	▶
Schweinebauch, geräuchert	372	33	▼
Schweinsbratwurst	291	26	▼
Sülzwurst (Wurst in Aspik)	110	3	▲
Teewurst	367	35	▼
Wiener Würstchen	263	23	▼
Zungenwurst	265	22	▼
Zwiebelwurst	267	23	▼
Fleisch- und Wurstwaren, Markenprodukte			
BiFi Geflügel	484	40	▼
BiFi Original, Minisalami	510	45	▼

Lebensmittel	Energie (kcal)	Fett (g)	Bewertung
BiFi Roll, Minisalami im Teigmantel	464	32	▼
Fränkische Fleischwurst, Du darfst	232	19	▶
Geflügel Trio, Du darfst	163	12	▶
Pikante Geflügel-Leberwurst, Du darfst	254	21	▼
Geflügel-Mortadella, Du darfst	141	9	▲
Gemüse-Putenwurst, Du darfst	94	3	▲
Feine Kalbsfleischleberwurst, Du darfst	261	21	▼
Landleberwurst mit würzigen Kräutern, Du darfst	256	21	▼
Salami, Du darfst	261	19	▶
Teewurst, Du darfst	306	27	▼
Saftige Würstchen, Du darfst	191	15	▶
Fleischgerichte			
Cordon bleu, gebraten	236	13	▶
gefüllte Paprika mit Hackfleisch	99	5	▲
Hähnchen-Cordon bleu, gebraten	204	10	▶
Hähnchenschnitzel, paniert, gebraten	187	8	▲
Hühnerfrikassee	121	7	▲
Königsberger Klopse mit Soße	151	10	▶
Putenschnitzel, paniert, gebraten	186	8	▲
Ragout fin	140	8	▲
Rindergulasch mit Soße	111	6	▲

FLEISCHGERICHTE

41

Lebensmittel	Energie (kcal)	Fett (g)	Bewertung
Rinderroulade mit Soße	155	9	▲
Schweinekotelett, paniert, gebraten	258	15	▶
Schweineschnitzel, paniert, gebraten	231	12	▶
Wiener (Kalbs-)Schnitzel, paniert, gebraten	212	10	▶
Vegetarische Fleisch- und Wurstersatzprodukte			
Soja-Aufschnitt	266	21	▼
Sojafleisch (Sojazubereitung, Fleischersatz)	192	15	▶
Sojawurst i.D.	293	25	▼
Vegetarische Brotaufstriche, Markenprodukte			
Cremisso Aufstriche i.D., Tartex	363	35	▼
Gourmet Pastete Mexicana, Allos	215	17	▶
»wie Wurst« pflanzl. Brotaufstrich i.D., Tartex	237	20	▶
vegetabile Pasteten i.D., Tartex	222	18	▶
Eier			
Ei (Huhn)	154	11	▶
Eigelb (Dotter)	349	32	▼
Eiweiß (Eiklar)	47	0	▲

Fisch und Meeresfrüchte

Fisch ist ein eiweißreiches, zumeist fettarmes Lebensmittel. Auf eine Panade, die beim Braten reichlich Fett aufnimmt, sollten Sie lieber verzichten, aber ansonsten können Sie den Fisch vielfältig zubereiten, etwa in Öl braten, grillen, dünsten oder in Folie im Backofen garen.

Fettreiche Seefische enthalten zwar mehr Fett als Magerfische wie Scholle oder Kabeljau, aber sie versorgen uns mit wertvollen Omega-3-Fettsäuren, die für uns lebenswichtig sind und unserer Gesundheit Gutes tun. Besonders gute Quellen sind Hering, Lachs, Makrele, Sardine und Thunfisch. Deshalb sind diese Arten trotz der Bewertung mit ▶ oder ▼ ausdrücklich zu empfehlen – erkennbar am *. Allerdings sollte das Heringsfilet besser nicht in Sahnesoße »schwimmen« oder mit ähnlich fetten Zutaten angemacht werden, die dann schon wieder viele gesättigte Fettsäuren mitbringen.

Lebensmittel	Energie (kcal)	Fett (g)	Bewertung
Meeres- und Süßwasserfische			
Aal	281	25	▼
Alaska Seelachs	74	1	▲
Barsch (Egli, Flussbarsch, Kretzer)	82	1	▲
Blauleng	76	1	▲
Brasse (Brachse, Blei)	116	5	▲

Lebensmittel	Energie (kcal)	Fett (g)	Bewertung
Dorade royal (Goldbrasse)	138	7	▲
Dornhai	181	15	▶
Felchen (Renke)	100	3	▲
Flunder	72	1	▲
Forelle	103	3	▲
Grenadier	76	1	▲
Hecht	82	1	▲
Heilbutt (Weißer Heilbutt)	96	2	▲
Hering	233	18	▶ *
Kabeljau (Dorsch)	77	1	▲
Karpfen	115	5	▲
Katfisch (Steinbeißer)	88	2	▲
Kliesche (Scharbe)	83	2	▲
Lachs	202	14	▶ *
Limande	77	1	▲
Makrele	182	12	▶ *
Meeräsche	120	4	▲
Merlan (Wittling)	92	1	▲
Petersfisch (Heringskönig)	85	1	▲
Red Snapper	100	1	▲
Rotbarsch (Goldbarsch)	108	4	▲
Rotzunge (Hundszunge)	72	1	▲
Schellfisch	78	1	▲
Schleie	78	1	▲
Scholle	90	2	▲
Schwarzer Heilbutt (Grönland Heilbutt)	141	10	▶ *
Schwertfisch	117	4	▲

Lebensmittel	Energie (kcal)	Fett (g)	Bewertung
Seehecht (Hechtdorsch)	92	3	▲
Seelachs (Köhler, Steinköhler)	81	1	▲
Seeteufel (Anglerfisch)	66	1	▲
Seezunge	83	1	▲
Steinbutt	83	2	▲
Stint	85	2	▲
Stör	105	4	▲
Thunfisch (Blauflossenthunfisch, Roter Thun)	144	5	▲
Tilapia	96	2	▲
Wels (Waller)	163	11	▶
Zander	83	1	▲
Krusten- und Weichtiere			
Austern	66	1	▲
Flusskrebs	64	0	▲
Hummer	81	2	▲
Jakobsmuschel (Pilgermuschel)	88	1	▲
Languste	84	1	▲
Miesmuscheln	69	2	▲
Nordseegarnelen (Nordseekrabben)	87	1	▲
Tintenfisch	73	1	▲
Fischerzeugnisse			
Aal, geräuchert	329	29	▼
Bismarckhering	210	16	▶ *
Brathering	204	15	▶ *
Bückling	224	16	▶ *
Buttermakrele	110	2	▲

FISCHERZEUGNISSE

Lebensmittel	Energie (kcal)	Fett (g)	Bewertung
Flunder, geräuchert	167	5	▲
Forelle, geräuchert	182	14	▶*
Heringsfilet in Cremeso-ßen i.D.	251	24	▼
Heringssalat mit Rote Bete u. Äpfeln	240	21	▼
Heringsstipp	244	16	▶
Kaviar, echt (Stör Kaviar)	114	6	▲
Kaviar-Ersatz (Deutscher Kaviar)	90	1	▲
Krabben in Dosen	165	9	▲
Lachs in Dosen	222	16	▶*
Makrele, geräuchert	267	23	▼*
Matjeshering (Matjesfilet)	222	14	▶*
Ölsardinen in Dosen	288	19	▶*
Räucherlachs	203	15	▶*
Rollmops	145	6	▲
Rotbarsch, geräuchert	218	15	▶*
Salzhering (Pökelhering)	93	0	▲
Schellfisch, geräuchert	302	24	▼
Schillerlocke	223	17	▶
Schwarzer Heilbutt, geräuchert	98	1	▲
Seelachs, geräuchert	150	8	▲
Seelachs in Öl (Lachs-satz)	243	18	▶*
Sprotte, geräuchert (Kieler Sprotte)	339	3	▲
Stockfisch (Kabeljau, getrocknet)	114	4	▲
Stöcker (Schildmakrele)	192	8	▲

Lebensmittel	Energie (kcal)	Fett (g)	Bewertung
Thunfisch in Öl, abgetropft	122	2	▲
Thunfisch in eigenem Saft, abgetropft (natur)	329	29	▼
Fischgerichte			
Fischfrikadelle, paniert, gebraten	204	13	▶
Fischfrikadellen-Brötchen	202	7	▲
Fischstäbchen, paniert, gebraten	195	11	▶
Kabeljaufilet, paniert, gebraten	164	8	▲
Krabbenbrötchen	239	13	▶
Matjesbrötchen	238	12	▶*
Rotbarschfilet, paniert, gebraten	192	11	▶
Schlemmerfilet i.D.	174	8	▲
Scholle, paniert, gebraten	176	9	▲
Seelachsfilet, paniert, gebraten	169	8	▲
Tintenfischringe, fritiert (Calamari)	260	19	▶
Fischgerichte, Markenprodukte			
Filegro (Fischfilet) Müllerin Art, TK, Iglo	131	5	▲
Filegro (Fischfilet) in Kräutersoße, TK, Iglo	116	6	▲
Gourmet-Garnelen Provence, TK, Iglo	158	11	▶

FISCHGERICHTE

* Fisch und -produkte, die omega-3-fettsäurereich und daher besonders empfehlenswert sind.

Milchprodukte und Käse

Bei den Milchprodukten hängt der Fettgehalt sehr von ihrem Wassergehalt ab. Bei den wasserreichen Produkten wie Milch, Joghurt oder Dickmilch gibt es viele ▲-Bewertungen. Je weniger Wasser das Milcherzeugnis enthält, umso höher wird leider der Fettanteil, etwa bei Sahne und Käse. Beim Käse überwiegt deshalb ▼. Hier kann sich ein Vergleich sogar innerhalb der ▼-Gruppe lohnen, in der es noch große Unterschiede im Fettgehalt gibt. Und es finden sich ebenfalls Alternativen mit ▶.

Lebensmittel	Energie (kcal)	Fett (g)	Bewertung
Milch			
Milch, 3,5% Fett (Vollmilch)	64	4	▲
Milch, 1,5% Fett (fettarme Milch)	49	2	▲
Milch, entrahmt (Magermilch)	36	0	▲
Schafmilch	97	6	▲
Stutenmilch	48	2	▲
Ziegenmilch	69	4	▲
Milchgetränke			
Bananenmilch (aus Vollmilch)	75	3	▲
Bananenmilch (aus Magermilch)	54	0	▲
Erdbeermilch (aus Vollmilch)	76	2	▲
Erdbeermilch (aus Magermilch)	58	0	▲

Lebensmittel	Energie (kcal)	Fett (g)	Bewertung
heiße Trinkschokolade	156	9	▶
heiße weiße Trinkschokolade	157	9	▶
Kakaotrunk (aus Vollmilch)	79	4	▲
Kakaotrunk (aus fettarmer Milch)	64	2	▲
Kakaotrunk (aus Magermilch)	52	0	▲
Vanillemilch (aus Vollmilch)	83	3	▲
Vanillemilch (aus Magermilch)	56	0	▲
Milchprodukte			
Buttermilch	36	1	▲
Crème fraîche, 40% Fett	373	40	▼
Crème fraîche, 30% Fett	288	30	▼
Dickmilch, 3,5% Fett	64	4	▲
Dickmilch, fettarm, 1,5% Fett	46	2	▲
Dickmilch, entrahmt (mager)	34	0	▲
Fruchtbuttermilch	75	0	▲
Fruchtsahnedickmilch	144	9	▶
Fruchtdickmilch, 3,5% Fett	97	3	▲
Fruchtdickmilch, fettarm, 1,5% Fett	83	1	▲
Fruchtsahnejoghurt (Fruchtrahmjoghurt)	144	9	▶
Fruchtjoghurt, 3,5% Fett	99	3	▲
Fruchtjoghurt, fettarm, 1,5% Fett	83	1	▲
Fruchtjoghurt, mager (entrahmt)	76	0	▲

MILCHPRODUKTE

Lebensmittel	Energie (kcal)	Fett (g)	Bewertung
Fruchtsahnekefir	146	9	▶
Fruchtkefir, 3,5% Fett	99	3	▲
Fruchtkefir, fettarm, 1,5% Fett	86	1	▲
Fruchtmolke	65	0	▲
Joghurt, 3,5% Fett	66	4	▲
Joghurt, fettarm, 1,5% Fett	46	2	▲
Joghurt, mager (entrahmt)	38	0	▲
Kefir, 3,5% Fett	66	4	▲
Kefir, fettarm, 1,5% Fett	50	2	▲
Molke, sauer	23	0	▲
Molke, süß	25	0	▲
Sahne, 30% Fett (Schlagsahne)	289	30	▼
Sahnejoghurt (Rahmjoghurt)	116	8	▶
Saure Sahne, 10% Fett	117	10	▶
Schmand, 24% Fett (Sauerrahm)	238	24	▼
Milchprodukte, Markenprodukte			
Froop Erdbeere, Müller	109	3	▲
Frucht Zwerge	116	4	▲
Knusper Joghurt Original, Müller	132	6	▲
Nesquik (zub. mit fettarmer Milch)	77	2	▲
Schlemmer Joghurt Kirsche, Müller	114	4	▲
Vollkorn-Joghurt mild Erdbeere, Onken	115	3	▲

Lebensmittel	Energie (kcal)	Fett (g)	Bewertung
Probiotische Milchprodukte, Markenprodukte			
Actimel Classic Joghurt-Drink	72	2	▲
Actimel Classic 0,1%	28	0	▲
LC1 Drink Multifrucht	83	2	▲
LC1 pur Joghurt	76	4	▲
Yakult Original	74	0	▲
Yakult Light	42	0	▲
Laktosefreie Milch und Milchprodukte, Markenprodukte			
Erdbeerjoghurt, MinusL	97	3	▲
Frischkäse Doppelrahmstufe, MinusL	246	24	▼
Joghurt, 3,5% Fett, MinusL	75	4	▲
Magerquark, MinusL	62	0	▲
Milch, 3,8% Fett, MinusL	67	4	▲
Milch, 1,5% Fett, MinusL	46	2	▲
Schlagsahne, mind. 30% Fett, MinusL	293	30	▼
Schmand, 24% Fett, MinusL	245	24	▼
Schokomilch, MinusL	57	2	▲
Kondensmilcherzeugnisse			
Kaffeesahne, 10% Fett	117	10	▶
Kondensmilch, 10% Fett	176	10	▶
Kondensmilch, 7,5% Fett	133	8	▶
Kondensmilch, 4% Fett	111	4	▲
Milchersatzprodukte			
Kaffeeweißer (Pulver)	549	35	▼
Joghurtersatz aus Soja	52	3	▲
Joghurtersatz aus Soja mit Frucht	84	2	▲

FRISCHKÄSE & QUARK

Lebensmittel	Energie (kcal)	Fett (g)	Bewertung
Schokodrink auf Sojabasis	64	2	▲
Sojamilch	52	2	▲
Tofu (Sojakäse)	77	5	▲
Milchersatzprodukte, Markenprodukte			
Dessert Schoko, alpro soya	88	2	▲
Drink Calcium, alpro soya	42	2	▲
Drink ohne Zucker u. Salz-zusatz, alpro soya	35	2	▲
Drink Vanille, alpro soya	62	2	▲
HaferDrink, Vitaquell	42	2	▲
ReisDrink, Vitaquell	49	1	▲
Frischkäse und Speisequark			
Frischkäse, Doppelrahm-stufe, 60% Fett i.Tr.	339	32	▼
Frischkäse, Rahmstufe, 50% Fett i.Tr.	285	24	▼
Frischkäse, Halbfettstufe, 20% Fett i.Tr.	105	5	▲
Fruchtquark, 20% Fett i.Tr.	121	4	▲
Fruchtquark, Magerstufe	103	1	▲
Körniger Frischkäse (Hüttenkäse)	102	4	▲
Kräuterquark, 40% Fett i.Tr.	139	10	▶
Mascarpone	460	48	▼
Schichtkäse, 20% Fett i.Tr.	109	5	▲
Schichtkäse, 10% Fett i.Tr.	91	2	▲
Speisequark mit Sahne, 40% Fett i.Tr.	159	11	▶
Speisequark, 20% Fett i.Tr.	109	5	▲
Speisequark, Magerstufe	71	0	▲

Lebensmittel	Energie (kcal)	Fett (g)	Bewertung
Zaziki	58	3	▲
Käse			
Appenzeller, 50% Fett i.Tr.	387	32	▼
Bavaria Blue, 70% Fett i.Tr.	408	40	▼
Bavaria Blue, 50% Fett i.Tr.	349	31	▼
Bel Paese, 50% Fett i.Tr.	372	30	▼
Bergkäse, 45% Fett i.Tr.	384	30	▼
Blauschimmelkäse, 60% Fett i. Tr.	425	39	▼
Blauschimmelkäse, 50% Fett i. Tr.	359	30	▼
Brie, 50% Fett i.Tr.	335	28	▼
Butterkäse, 60% Fett i.Tr.	379	35	▼
Butterkäse, 30% Fett i.Tr.	245	15	▶
Camembert, 70% Fett i.Tr.	408	40	▼
Camembert, 60% Fett i.Tr.	363	33	▼
Camembert, 45% Fett i.Tr.	288	23	▼
Camembert, 30% Fett i.Tr.	209	13	▶
Camembert, paniert, gebraten	329	23	▼
Chester (Cheddar), 50% Fett i.Tr.	394	32	▼
Edamer, 45% Fett i.Tr.	354	28	▼
Edamer, 30% Fett i.Tr.	257	16	▶
Emmentaler, 45% Fett i.Tr.	400	31	▼
Feta, 45% Fett i.Tr.	237	19	▶
Gorgonzola, 55% Fett i.Tr.	357	31	▼
Gouda, 48% Fett i.Tr.	365	29	▼
Gouda, 40% Fett i.Tr.	301	22	▼

KÄSE

Lebensmittel	Energie (kcal)	Fett (g)	Bewertung
Harzerkäse (Korbkäse), 10% Fett i.Tr.	131	1	▲
Hobelkäse, 50% Fett i.Tr.	474	38	▼
Jarlsberg, 45% Fett i.Tr.	349	27	▼
Klosterkäse, 50% Fett i.Tr.	342	29	▼
Kochkäse, 40% Fett i.Tr.	187	14	▶
Kochkäse, 10% Fett i.Tr.	103	3	▲
Limburger, 40% Fett i.Tr.	270	20	▶
Limburger, 20% Fett i.Tr.	188	9	▶
Maasdamer, 45% Fett i.Tr.	356	28	▼
Mozzarella, 40% Fett i.Tr.	255	20	▶
Münsterkäse, 50% Fett i.Tr.	313	26	▼
Parmesankäse, 37% Fett i.Tr.	375	26	▼
Provolone, 50% Fett i.Tr.	365	29	▼
Ricottakäse, 20% Fett i.Tr.	174	15	▶
Romadur, 60% Fett i.Tr.	377	35	▼
Romadur, 40% Fett i.Tr.	272	20	▶
Romadur, 20% Fett i.Tr.	179	9	▶
Roquefort	361	31	▼
Schafskäse	237	19	▶
Scheibletten, 45% Fett i.Tr.	296	23	▼
Scheibletten, 20% Fett i.Tr.	215	13	▶
Schmelzkäse, 60% Fett i.Tr.	326	30	▼
Schmelzkäse, 45% Fett i.Tr.	270	24	▼
Steppenkäse, 45% Fett i.Tr.	326	25	▼
Tilsiter, 45% Fett i.Tr.	358	28	▼

KÄSE

Lebensmittel	Energie (kcal)	Fett (g)	Bewertung
Tilsiter, 30% Fett i.Tr.	270	17	▶
Ziegenkäse, Schnittkäse	355	27	▼
Ziegenkäse, Weichkäse	280	22	▼
Käse und Frischkäse, Markenprodukte			
Babybel, mini, rot	304	24	▼
Babybel, mini, light	208	12	▶
Buko active, 0,2% Fett absolut	66	0	▲
Buko Meerrettich, Doppel-rahmstufe	253	23	▼
Gouda, Du darfst	260	16	▶
Maasdamer, Du darfst	260	16	▶
Milram Frühlingsquark, 10% Fett absolut	145	10	▶
Philadelphia Kräuter, Doppelrahm	230	22	▼
Philadelphia natur so leicht	110	5	▲
Schmelzkäse Feine Ecken, Du darfst	190	10	▶
Schmelzkäse Kräuter, Du darfst	152	8	▶

Speisefette und -öle

In dieser Gruppe ist die Fettgehalt-Ampel eigentlich nicht sinnvoll. Alle Speiseöle sind hundertprozentige Fette in flüssiger Form und liefern mit jedem Gramm 9 kcal. Streichfette enthalten etwas Wasser, sie haben pro Gramm aber immer noch rund 7 kcal. Lediglich Halbfettprodukte enthalten neben ihrem Fett immerhin so viel Wasser, dass wir sie im Vergleich zu den Vollfetten mit ▶ bewertet haben. Wegen ihres hohen Wassergehalts sind sie aber zum Kochen oder Braten nicht geeignet und können lediglich eine Streichfett-Alternative sein, sofern Sie darauf nicht ganz verzichten möchten.

Einige Speiseöle/-fette können jedoch mit ihrem hohen Anteil an vorteilhaften ungesättigten Fettsäuren punkten. Deshalb haben wir in dieser Gruppe die empfehlenswerten Produkte mit einer besonders günstigen Fettsäurezusammensetzung zusätzlich mit einem * gekennzeichnet.

Lebensmittel	Energie (kcal)	Fett (g)	Bewertung
Tierische Fette			
Butter	741	83	▼
Butter, halbfett	383	40	▶
Butterschmalz	881	100	▼
Gänseschmalz	884	100	▼
Kräuter-/Knoblauchbutter	569	62	▼
Schweineschmalz	882	100	▼

Lebensmittel	Energie (kcal)	Fett (g)	Bewertung
Pflanzliche Öle			
Arganöl	900	100	▼*
Distelöl (Safloröl)	900	100	▼*
Erdnussöl	900	100	▼*
Haselnussöl	900	100	▼*
Kürbiskernöl	900	100	▼*
Leinöl	900	100	▼*
Maiskeimöl	900	100	▼*
Mohnöl	900	100	▼*
Olivenöl	900	100	▼*
Palmöl	900	100	▼
Rapsöl	900	100	▼*
Sesamöl	900	100	▼*
Sojaöl	900	100	▼*
Sonnenblumenöl	900	100	▼*
Traubenkernöl	900	100	▼*
Walnussöl	900	100	▼*
Weizenkeimöl	900	100	▼*
Streich- und sonstige Fette, Mayonnaise			
Frittierfett	900	100	▼
Kakaobutter	900	100	▼
Kokosfett	900	100	▼
Margarine i.D.	722	80	▼
Margarine, halbfett i.D.	368	40	▶*
Diätmargarine i.D.	722	80	▼*
Margarine mit Olivenöl	720	80	▼*
Margarine mit Rapsöl	720	80	▼*

SONSTIGE FETTE

Lebensmittel	Energie (kcal)	Fett (g)	Bewertung
Margarine mit Sojaöl	720	80	▼*
Margarine mit Sonnenblumenöl	720	80	▼*
Mayonnaise, 80% Fett	744	83	▼
Salatmayonnaise, 50% Fett	482	52	▼
Palmkernfett	900	100	▼
Pflanzencreme i.D.	737	82	▼*
Remoulade, 65% Fett	641	65	▼
Remoulade, 50% Fett	472	50	▶
Streich- und sonstige Fette, Mayonnaise, Markenprodukte			
Becel – fettreduziertes Diät-Streichfett	400	45	▶*
Becel pro-activ Diät-Halbfettmargarine	360	40	▶*
Bertolli Brotaufstrich	390	42	▶*
Deli Reform Active	351	39	▶*
Deli Reform Die Leichte	352	39	▶*
Deli Reform Original	720	80	▼*
Gourmet Pflanzen-Margarine, Vitaquell	720	80	▼
laktosefreie Butter, MinusL	743	82	▼
Lätta Halbfettmargarine	367	39	▶*
Miracel Whip Balance	140	11	▲
Miracel Whip Klassik	253	23	▲
Miracel Whip so leicht	109	5	▲
Miracel Whip Typ Remoulade	205	16	▲
Rama Original	630	70	▼*
Rama Balance	370	39	▶*

* Fette und Öle mit günstiger Fettsäurezusammensetzung.

Getreideprodukte

Getreide ist von Natur aus fettarm. Bei den meisten Getreideprodukten überwiegt daher die Bewertung ▲. Erst wenn sie zusammen mit Fett, Zucker und anderen Zutaten zu Backwaren wie Plätzchen, Gebäck, Kuchen und Torten verarbeitet werden, können sie teilweise sehr fettreich werden. Gerade solche Backwaren enthalten dann fast immer überwiegend gesättigte und/oder Transfettsäuren. Hier gilt es also besonders, nach günstigen Alternativen zu suchen.

Lebensmittel	Energie (kcal)	Fett (g)	Bewertung
Getreide, Mehl, Mahlprodukte			
Amaranth	365	9	▲
Buchweizen	341	2	▲
Buchweizengrütze	339	2	▲
Buchweizenmehl	341	3	▲
Dinkel	320	2	▲
Dinkelmehl Type 630	333	1	▲
Dinkelvollkornmehl Type 1050	332	3	▲
Gerste, spelzenfrei	320	2	▲
Gerstengraupen	340	1	▲
Gerstengrütze	314	2	▲
Gerstenmehl	336	2	▲
Getreidesprossen	70	0	▲
Grünkern	325	3	▲

GETREIDE & MEHL

Lebensmittel	Energie (kcal)	Fett (g)	Bewertung
Grünkernmehl	345	2	▲
Grünkernschrot	333	3	▲
Hafer	353	7	▲
Haferflocken	370	7	▲
Hafergrütze	371	6	▲
Hafermehl	375	7	▲
Haferschmelzflocken	354	8	▲
Hirse	354	4	▲
Hirseflocken	354	4	▲
Hirsemehl	345	2	▲
Mais	331	4	▲
Maisgrieß (Polenta)	345	1	▲
Maismehl	354	3	▲
Paniermehl (Semmelmehl)	358	2	▲
Quinoa (Reismelde)	334	5	▲
Naturreis, Vollkornreis, gekocht	112	1	▲
Reis, geschält, gekocht	93	0	▲
Reis, parboiled, gekocht	108	0	▲
Reismehl	348	1	▲
Roggen	294	2	▲
Roggenflocken	296	2	▲
Roggenmehl Type 815	324	1	▲
Roggenmehl Type 997	316	1	▲
Roggenmehl Type 1150	318	1	▲
Roggenvollkornmehl	294	2	▲
Roggenvollkornbackschrot	294	2	▲

Lebensmittel	Energie (kcal)	Fett (g)	Bewertung
Sago	341	0	▲
Weizen	313	2	▲
Weizenflocken	313	2	▲
Weizengrieß	326	1	▲
Weizenkeime	314	9	▲
Weizenkleie	172	5	▲
Weizenmehl Type 405	337	1	▲
Weizenmehl Type 550	338	1	▲
Weizenmehl Type 1050	334	2	▲
Weizenvollkornmehl	322	2	▲
Weizenvollkornbackschrot	322	2	▲
Stärkemehle			
Kartoffelstärke	341	0	▲
Maisstärke	351	0	▲
Puddingpulver zum Kochen i.D.	382	1	▲
Reisstärke	348	0	▲
Weizenstärke	351	0	▲
Nudeln (Teigwaren)			
Nudeln (Hartweizennudeln o. Ei), gekocht	150	1	▲
Nudeln mit Ei, gekocht	126	1	▲
Vollkornnudeln, gekocht	139	1	▲
Getreide-/Nudelgerichte			
Cannelloni mit Soße	139	8	▲
Getreidebratling, gebraten	168	10	▶
Käsespätzle	250	12	▶
Lasagne mit Gemüse (vegetarisch)	174	11	▶

NUDELN

NUDELN

Lebensmittel	Energie (kcal)	Fett (g)	Bewertung
Lasagne mit Hackfleisch (Bolognese)	210	14	▶
Maultaschen	175	8	▲
Nudelpfanne Bami Goreng	136	4	▲
Pfannkuchen ohne Füllung/Zucker	169	8	▲
Pfannkuchen mit Apfel und Zucker	153	6	▲
Pfannkuchen mit Gemüse	142	6	▲
Porridge	129	5	▲
Ravioli mit Hackfleisch-füllung	258	11	▶
Reispfanne Nasi Goreng	134	5	▲
Risotto, Gemüserisotto	105	4	▲
Semmelknödel	163	6	▲
Spaghetti Bolognese	152	6	▲
Spaghetti Carbonara	187	8	▲
Tortellini mit Fleischfüllung	244	10	▶
Tortellini mit Ricottafüllung	215	9	▲
Getreide-/Nudelgerichte, Markenprodukte			
Express Indisch (Reis-gericht), Uncle Ben's	154	2	▲
Express Risi Bisi (Reisge-richt), Uncle Ben's	148	2	▲
Mirácoli Spaghetti Tomate-Basilikum	122	2	▲
Nudeltopf mit Huhn, Maggi	103	7	▲
Ravioli »Bolognese«, Maggi	87	3	▲
Semmelknödel mit Röst-zwiebeln, Pfanni	140	5	▲
Semmelknödel Klassisch, Pfanni	139	4	▲

BROT

Lebensmittel	Energie (kcal)	Fett (g)	Bewertung
Semmelknödel mit Räucherspeck, Pfanni	160	7	▲
Brötchen und Croissants			
Bagel	230	3	▲
Baguettebrötchen	248	1	▲
Brötchen (Semmeln)	248	1	▲
Brötchen mit Kümmel	252	2	▲
Brötchen mit Mohn	259	3	▲
Brötchen mit Sesam	263	4	▲
Butterhörnchen	290	9	▲
Croissant	508	34	▼
Laugenbrezel/-brötchen/ -stange	226	2	▲
Mehrkornbrötchen	238	4	▲
Milchbrötchen	280	8	▲
Milchbrötchen mit Rosinen	297	8	▲
Roggenbrötchen	223	1	▲
Schokoladen-Croissant	494	30	▼
Vollkornbrötchen	222	2	▲
Brot			
Baguette	248	1	▲
Fladenbrot	235	1	▲
Grahambrot (Weizenvollkornbrot)	213	2	▲
Kartoffelbrot	217	1	▲
Knäckebrot (Mehrkorn)	343	2	▲
Knäckebrot (Roggenvollkorn)	336	2	▲
Leinsamenbrot	196	2	▲

BROT

Lebensmittel	Energie (kcal)	Fett (g)	Bewertung
Mehrkornbrot	219	1	▲
Pumpernickel	188	1	▲
Roggenbrot	211	1	▲
Roggenmischbrot	210	1	▲
Roggenvollkornbrot (Roggenschrotbrot)	186	1	▲
Rosinenbrot (Weißbrot mit Rosinen, Stuten)	241	1	▲
Sonnenblumenkernbrot	204	3	▲
Steinmetzbrot	209	1	▲
Toastbrot	253	3	▲
Vollkorn-Toastbrot	238	3	▲
Weißbrot (Weizenbrot)	235	1	▲
Weizenmischbrot	219	1	▲
Brot, Markenprodukte			
Crisp Original, Wasa	315	2	▲
Knusperbrot Crisp'n light Roggen, Wasa	355	2	▲
Sandwich Käse & Schnittlauch, Wasa	470	26	▼
Skorpa (Sesam-), Wasa	385	10	▶
Vollkorn-Knäckebrot, Wasa	320	2	▲
Mjölk, Wasa	320	3	▲
Cerealien			
Cornflakes	356	1	▲
Früchte-Müsli	340	6	▲
Müsli-Basismischung	352	7	▲
Müsliriegel i.D.	375	19	▶
Müsli-Mandelriegel i.D.	454	29	▼

Lebensmittel	Energie (kcal)	Fett (g)	Bewertung
Müsli-Nussriegel i.D.	494	34	▼
Nuss-Müsli	404	19	▶
Schoko-Müsli	390	12	▶
Cerealien, Markenprodukte			
Corny Erdbeer Joghurt, Schwartau	442	17	▶
Corny Schoko, Schwartau	431	17	▶
Crunchy Nut Corn Flakes, Kellogg's	402	5	▲
Frosties Original, Kellogg's	371	1	▲
Haferkleie Flocken, Kölln	321	9	▲
Müsli Knusper Klassik, Kölln	432	15	▶
Rice Krispies, Kellogg's	382	2	▲
Smacks, Kellogg's	382	2	▲
Vollkorn Haferfleks, Kölln	381	5	▲
Weetabix Original	338	2	▲
Zauberfleks Schoko, Kölln	389	6	▲
Kuchen, Torten und Gebäck			
Amerikaner	315	9	▲
Apfelkuchen (Hefeteig)	144	3	▲
Apfelkuchen (Rührteig)	214	10	▶
Apfelkuchen, gedeckter (Mürbeteig)	229	9	▲
Apfelstrudel	218	7	▲
Apfeltasche (Blätterteig)	310	20	▶
Baumkuchen	427	22	▼
Berliner	323	13	▶
Bienenstich, gefüllt	300	16	▶

KUCHEN & GEBÄCK

KUCHEN & GEBÄCK

Lebensmittel	Energie (kcal)	Fett (g)	Bewertung
Biskuitrolle mit Sahnefüllung	217	12	▶
Brownies	411	17	▶
Buttercremetorte i.D.	396	27	▼
Butterkuchen	373	20	▶
Cremetorte i.D.	316	19	▶
Donauwellen	313	19	▶
Donuts	344	15	▶
Eiserkuchen	443	23	▼
Frankfurter Kranz	364	24	▼
Früchtebrot	350	12	▶
Gewürzkuchen	360	16	▶
Hefegebäck (Hefeteilchen) i.D.	335	14	▶
Hefezopf mit Rosinen	302	9	▲
Honigkuchen	305	1	▲
Käsekuchen	195	6	▲
Linzer Torte	418	24	▼
Marmorkuchen	392	22	▼
Muffins	327	13	▶
Napfkuchen	350	12	▶
Nussecke	540	36	▼
Nusskuchen (Rührteig)	426	27	▼
Obstkuchen (Quark-Öl-Teig)	292	13	▶
Obstkuchen (Rührteig)	271	12	▶
Obsttorte	208	8	▲
Pflaumenkuchen (Hefeteig)	138	3	▲

KUCHEN & GEBÄCK

Lebensmittel	Energie (kcal)	Fett (g)	Bewertung
Plundergebäck (-teilchen) mit Obst	250	14	▶
Quark-Sahne-Torte (Biskuitboden)	218	12	▶
Quarkstrudel	224	8	▲
Rhabarbertorte mit Baiser	181	10	▶
Rosinenkuchen (Rührteig)	326	11	▶
Rüblitorte (Möhren-Nuss-Torte)	317	17	▶
Sachertorte	443	24	▼
Sahnetorte i.D.	313	23	▼
Schokoladenkuchen (Rührteig)	359	18	▶
Schwarzwälder Kirschtorte	247	16	▶
Schweinsöhrchen (Blätterteig)	501	30	▼
Stollen (Dresdner-/Christ-)	409	22	▼
Streuselkuchen (Hefeteig)	336	13	▶
Waffeln (Herzwaffeln)	327	16	▶
Windbeutel mit Sahne u. Kirschen	315	20	▶
Zitronenkuchen	331	16	▶
Kleingebäck und Kekse			
Anisplätzchen	385	4	▲
Butterkeks	480	21	▼
Dominosteine	403	14	▶
Haferplätzchen	417	21	▼
Heidesand	461	23	▼
Lebkuchen (Elisen-)	413	20	▶
Löffelbiskuits	411	7	▲

GEBÄCK

Lebensmittel	Energie (kcal)	Fett (g)	Bewertung
Makronen	449	24	🔻
Mutzen (Rheinische)	295	4	🔺
Nussplätzchen	466	28	🔻
Orangenplätzchen	378	3	🔺
Pfeffernüsse	396	5	🔺
Plätzchen/Kekse, gemischt	499	26	🔻
Printen (Schokoladen-)	466	21	🔻
Russisch Brot (ABC-Gebäck)	382	1	🔺
Spekulatius	490	26	🔻
Spritzgebäck	531	33	🔻
Vanillekipferl	491	31	🔻
Vollkornkeks	471	24	🔻
Waffelkekse/-plätzchen	554	41	🔻
Zimtsterne	456	26	🔻
Zwieback	365	4	🔺
Kleingebäck und Kekse, Markenprodukte			
Aachener Printen, Lambertz	381	2	🔺
Anis-Zwieback, Brandt	388	4	🔺
Butterkeks, Leibniz	432	11	▶
Milchsnack, Leibniz	510	27	🔻
Ohne Gleichen Vollmilch, Bahlsen	579	39	🔻
Prinzen Rolle, Griesson de Beukelaer	491	21	🔻
Selection Mischung, Bahlsen	514	29	🔻
Schoko-Zwieback, Brandt	453	18	▶
Vollkorn-Zwieback, Brandt	362	6	🔺

Gemüse, Salat und Kartoffeln

Gemüse enthält praktisch kein Fett. Hier können Sie sich reichlich bedienen und am liebsten mehrmals am Tag. Nutzen Sie die vielfältigen Möglichkeiten und sorgen Sie für bunte Abwechslung auf Ihrem Speiseplan. Ob roh oder gegart, zu den Hauptmahlzeiten oder zwischendurch, mit viel Gemüse liegen Sie immer richtig.

Allerdings wird bei Gemüsefertiggerichten wie Rahmgemüse aus der Tiefkühltruhe häufig viel gesättigtes Fett zugesetzt. Bereiten Sie sich lieber ein in Öl gebratenes Pfannengemüse selbst zu. Das macht kaum Arbeit und schmeckt je nach Gemüsemischung und Gewürzen immer wieder anders.

Kartoffeln haben ebenfalls von Natur aus praktisch kein Fett. Am besten ist es, wenn sie in ihrer ursprünglichen Form, etwa als Pellkartoffeln oder Folienkartoffel, gegessen werden. Ungünstig sind jedoch die vielen fetten Zubereitungsformen der Kartoffel, zum Beispiel als Pommes frites oder Kroketten, ebenso wie fette Soßen, die sie begleiten.

Lebensmittel	Energie (kcal)	Fett (g)	Bewertung
Gemüse, Salat und Kräuter			
Artischocke	22	0	▲
Artischocken Konserve	16	0	▲

GEMÜSE & SALAT

Lebensmittel	Energie (kcal)	Fett (g)	Bewertung
Aubergine (Eierfrucht)	17	0	▲
Bambussprossen	18	0	▲
Blattsalat, gemischter (ohne Dressing)	14	0	▲
Bleichsellerie (Staudensellerie)	17	0	▲
Blumenkohl (Karfiol)	23	0	▲
Bohnen (Gemüsebohnen) i.D.	25	0	▲
Bohnen (Gemüsebohnen) Konserve	22	0	▲
Brokkoli	26	0	▲
Brunnenkresse	19	0	▲
Chicorée	17	0	▲
Chinakohl	14	0	▲
Dicke Bohnen	84	1	▲
Dill	55	1	▲
Eisbergsalat	13	0	▲
Endivie	11	0	▲
Erbsen (Gemüseerbsen)	82	1	▲
Erbsen (Gemüseerbsen) Konserve	70	1	▲
Feldsalat	14	0	▲
Fenchel (Gemüsefenchel)	19	0	▲
Gartenkresse	38	1	▲
Grünkohl (Braunkohl)	37	1	▲
Gurke (Salatgurke)	12	0	▲
Knoblauch	142	0	▲
Knollensellerie	19	0	▲
Kohlrabi	25	0	▲

Lebensmittel	Energie (kcal)	Fett (g)	Bewertung
Kopfsalat	12	0	▲
Kürbis	25	0	▲
Löwenzahnblattsalat	28	1	▲
Mangold	14	0	▲
Meerrettich, gerieben	64	0	▲
Möhre (Karotte)	26	0	▲
Paprika (Gemüsepaprika), gelb	30	0	▲
Paprika (Gemüsepaprika), grün	20	0	▲
Paprika (Gemüsepaprika), rot	37	1	▲
Pastinake	59	0	▲
Petersilie	53	0	▲
Porree (Lauch)	26	0	▲
Portulak (Postelein)	16	0	▲
Radicchio	14	0	▲
Radieschen	15	0	▲
Rettich	14	0	▲
Rhabarber	13	0	▲
Rohkost, gemischte (ohne Blattsalat/Dressing)	18	0	▲
Romanosalat	16	0	▲
Rosenkohl	36	0	▲
Rote Bete (Rote Rübe)	42	0	▲
Rotkohl (Rotkraut, Blaukraut)	23	0	▲
Rotkohl, Konserve	15	0	▲
Rucola (Rauke)	25	1	▲
Sauerkraut	17	0	▲

GEMÜSE & SALAT

Lebensmittel	Energie (kcal)	Fett (g)	Bewertung
Schnittlauch	27	1	▲
Schwarzwurzel	17	0	▲
Schwarzwurzel, Konserve	15	0	▲
Spargel	18	0	▲
Spargel, Konserve	16	0	▲
Spinat	17	0	▲
Steckrübe (Kohlrübe)	28	0	▲
Stielmus (Rübstiel)	24	0	▲
Süßkartoffel (Batate)	111	1	▲
Tomate	17	0	▲
Tomaten in Dosen	18	0	▲
Topinambur	31	0	▲
Weißkohl (Weißkraut)	25	0	▲
Wirsing	26	0	▲
Wurzelpetersilie	40	0	▲
Zucchini	20	0	▲
Zuckererbsen	60	0	▲
Zuckermais	89	1	▲
Zuckermais in Dosen	76	1	▲
Zwiebel	27	0	▲
Gemüsesäfte			
Gemüsesaft i.D.	22	0	▲
Möhren-/Karottensaft	22	0	▲
Rote-Bete-Saft	35	0	▲
Sauerkrautsaft	15	0	▲
Spinatsaft	15	0	▲
Tomatensaft	15	0	▲

Lebensmittel	Energie (kcal)	Fett (g)	Bewertung
Gemüsesauerkonserven			
Gewürz-/Salz-/Dillgurken	16	0	🔺
Mixed Pickles	36	0	🔺
Oliven, eingelegt, grün	145	15	🔻*
Oliven, eingelegt, schwarz	294	30	🔻*
Rote Bete (Rote Rübe) Konserve	30	0	🔺
Silber-/Perlzwiebeln	62	0	🔺
Tomatenpaprika	29	0	🔺
Gemüsegerichte			
Apfel-Rotkohl	63	4	🔺
Blumenkohl mit Buttersoße	99	6	▶
Brokkoli mit Mandelbutter	120	11	🔻
Frühlingsrolle	155	5	▶
Gemüse im Teigmantel	133	7	▶
Leipziger Allerlei mit Butter	86	5	▶
Rahm-Blumenkohl	85	6	▶
Rahm-Brokkoli	87	6	▶
Rahm-Gemüse i.D.	86	5	▶
Rahm-Kohlrabi	90	6	▶
Rahm-Porree	79	5	▶
Rahm-Rosenkohl	103	7	▶
Rahm-Spinat, Rahm-Blattspinat	63	5	▶
Rahm-Wirsing	79	5	▶
Ratatouille	74	6	▶
Spargel-Schinken-Röllchen	101	7	▶

GEMÜSEGERICHTE

PILZE & KARTOFFELN

Lebensmittel	Energie (kcal)	Fett (g)	Bewertung
Pilze			
Austernpilze	11	0	▲
Birkenpilze	18	1	▲
Butterpilze	11	0	▲
Champignons	16	0	▲
Champignons, Konserve	14	1	▲
Hallimasche	15	1	▲
Morcheln (Speise-)	10	0	▲
Pfifferlinge	11	0	▲
Pfifferlinge, getrocknet	93	2	▲
Pfifferlinge, Konserve	13	1	▲
Steinpilze	21	0	▲
Steinpilze, getrocknet	149	3	▲
Kartoffelgerichte und -produkte			
Bratkartoffeln, in Öl gebraten	133	7	▶
Gnocchi	128	2	▲
Herzoginkartoffeln (Pommes Duchesse)	162	11	▼
Kartoffel, gekocht	69	0	▲
Kartoffelgratin	151	11	▼
Kartoffelpüree, zub. mit Milch u. Butter	329	1	▲
Kartoffelklöße/-knödel, zubereitet	91	3	▲
Kartoffelkroketten, frittiert	108	1	▲
Kartoffelpuffer (Reibekuchen), in Öl gebraten	214	13	▼
Kartoffelwedges (Kartoffelecken), frittiert	255	20	▼
Pommes frites, frittiert	283	15	▼

Lebensmittel	Energie (kcal)	Fett (g)	Bewertung
Pommes frites aus dem Backofen	316	17	▼
Rösti, frittiert	157	5	▶
Schupfnudeln, gekocht	257	17	▼
Zwetschgenknödel	150	2	▲
Kartoffelprodukte, Markenprodukte			
Country Potatoes Classic, TK, McCain	149	5	▶
Kroketten, TK, McCain	207	9	▶
Rösti, TK, McCain	185	9	▶
1·2·3 Frites Original, TK, McCain	153	5	▶
Hülsenfrüchte			
Bohnen, weiß, Trockenprodukt	237	2	▲
Bohnen, weiß, Konserve	66	0	▲
Erbsen, Trockenprodukt	271	1	▲
Kichererbsen, Trockenprodukt	305	6	▶
Kidneybohnen, Konserve	84	1	▲
Kidneybohnen, Trockenprodukt	333	1	▲
Limabohnen (Butterbohnen), Trockenprodukt	275	1	▲
Linsen, Trockenprodukt	270	2	▲
Mungobohnensprossen	24	0	▲
Mungobohnen, Trockenprodukt	269	1	▲
Sojasprossen (Sojakeime)	52	1	▲

HÜLSENFRÜCHTE

Obst und Nüsse

Frisches Obst hat praktisch kein Fett, hier dominiert die Bewertung ▲. Mit den vielen Obstsorten schaffen Sie immer wieder geschmackliche und gesunde Vielfalt in Ihrer Kost.

Nüsse, die als »Schalenfrüchte« der Obergruppe »Obst« zugeordnet werden, haben mit diesem eigentlich kaum etwas gemeinsam. Sie sind sehr fettreich, aber ihr Fettanteil besteht wie bei den Speiseölen überwiegend aus guten ungesättigten Fettsäuren, also einfach oder mehrfach ungesättigten Fettsäuren. Zusätzlich liefern sie uns viele wertvolle Vitamine und Mineralstoffe, und speziell Walnüsse sind eine gute Quelle für Omega-3-Fettsäuren. Nüsse sind nicht nur ein gesunder Snack, sondern lassen sich vielseitig in unterschiedlichen Speisen und Gerichten einsetzen und schützen sogar vor Herzerkrankungen. Es wird empfohlen, regelmäßig eine Portion, die etwa einer Handvoll entspricht, zu essen. Nüsse wurden daher mit einem * als empfehlenswert gekennzeichnet.

Lebensmittel	Energie (kcal)	Fett (g)	Bewertung
Obst und Tiefkühlobst			
Acerola (Westindische Kirschen)	20	0	▲
Ananas	59	0	▲
Apfel	54	1	▲
Apfelsine (Orange)	47	0	▲

OBST

Lebensmittel	Energie (kcal)	Fett (g)	Bewertung
Aprikosen (Marillen)	42	0	▲
Avocado	217	24	▼*
Banane	95	0	▲
Beerenmischung, TK-Produkt	42	1	▲
Birne	55	0	▲
Brombeeren	44	1	▲
Clementine	46	0	▲
Cranberrys (Moosbeeren)	46	0	▲
Datteln	114	0	▲
Erdbeeren	32	0	▲
Erdbeeren, TK-Produkt	32	0	▲
Feigen	63	1	▲
Granatapfel	78	1	▲
Grapefruit (Pampelmuse)	50	0	▲
Guave (Guajave)	38	1	▲
Heidelbeeren (Blaubeeren)	36	1	▲
Himbeeren	34	0	▲
Himbeeren, TK-Produkt	34	0	▲
Honigmelone (Zuckermelone)	54	0	▲
Jackfrucht	72	0	▲
Johannisbeeren, rot	33	0	▲
Johannisbeeren, schwarz	39	0	▲
Johannisbeeren, weiß	30	0	▲
Kaki (Kakipflaume)	71	0	▲
Kaktusfeige (Kaktusbirne, Kaktusapfel)	37	0	▲

OBST

Lebensmittel	Energie (kcal)	Fett (g)	Bewertung
Kirschen (Süßkirschen)	63	0	▲
Kiwi	61	1	▲
Kumquat (Zwergorange)	68	0	▲
Limette (Limone)	47	2	▲
Litschi	76	0	▲
Mandarine	50	0	▲
Mango	60	0	▲
Maracuja (Passionsfrucht)	80	0	▲
Mirabellen	64	0	▲
Nektarine	57	0	▲
Papaya (Baummelone)	32	0	▲
Pfirsich	41	0	▲
Pflaumen (Zwetschgen)	47	0	▲
Physalis (Kapstachel-beere)	76	1	▲
Quitte	39	1	▲
Reineclaude	63	0	▲
Sauerkirschen	58	1	▲
Stachelbeeren	44	0	▲
Tamarillo (Baumtomate)	59	1	▲
Wassermelone	38	0	▲
Weintrauben	71	0	▲
Zitrone	56	1	▲
Obstkonserven/-kompott			
Ananas, Konserve, gezuckert	88	0	▲
Apfelmus (Apfelkompott), gezuckert	102	1	▲

Lebensmittel	Energie (kcal)	Fett (g)	Bewertung
Aprikosen, Konserve, gezuckert	79	0	▲
Birne, Konserve, gezuckert	67	0	▲
Erdbeeren, Konserve, gezuckert	68	0	▲
Himbeeren, Konserve, gezuckert	71	0	▲
Mandarinen, Konserve, gezuckert	83	0	▲
Mirabellen, Konserve, gezuckert	91	0	▲
Obstkompott i.D., Konserve, gezuckert	81	0	▲
Pfirsiche, Konserve, gezuckert	78	0	▲
Pflaumen, Konserve, gezuckert	82	0	▲
Preiselbeeren (Wildpreiselbeeren)	174	0	▲
Schattenmorellen, Konserve, gezuckert	87	0	▲
Süßkirschen, Konserve, gezuckert	90	0	▲
Trockenobst			
Apfel, getrocknet (Apfelschnitze)	278	2	▲
Aprikosen, getrocknet	250	1	▲
Banane, getrocknet (»Bananenchips«)	291	1	▲
Birne, getrocknet (Birnenschnitze)	252	1	▲
Cranberrys (Moosbeeren), getrocknet	308	1	▲
Datteln, getrocknet	285	1	▲
Feigen, getrocknet	284	2	▲

TROCKENOBST

OBSTSÄFTE

Lebensmittel	Energie (kcal)	Fett (g)	Bewertung
Mischobst, getrocknet (Backobst)	258	1	▲
Pfirsich, getrocknet (Pfirsichschnitze)	247	1	▲
Pflaumen, getrocknet	261	1	▲
Rosinen, Sultaninen	298	1	▲
Obstsäfte und -konzentrate			
Ananassaft	59	0	▲
Apfelsaft	50	0	▲
Aprikosennektar	58	0	▲
Fruchtsirup i.D.	289	0	▲
Grapefruitsaft	47	0	▲
Grapefruitnektar	64	0	▲
Holunderbeersaft (Muttersaft, ungesüßt)	38	0	▲
Johannisbeernektar, rot	67	0	▲
Johannisbeernektar, schwarz	70	0	▲
Mandarinensaft	47	0	▲
Maracujanektar	80	0	▲
Orangensaft (Apfelsinensaft)	42	0	▲
Orangennektar (Apfelsinennektar)	63	0	▲
Sauerkirschnektar	61	0	▲
Sanddornbeerensaft (Muttersaft, ungesüßt)	40	2	▲
Traubensaft	70	0	▲
Zitronensaft	26	0	▲
Obstsäfte und Fruchtgetränke, Markenprodukte			
Chiquita Smoothies i.D.	56	0	▲

NÜSSE

Lebensmittel	Energie (kcal)	Fett (g)	Bewertung
Fruit2day zum Trinken i.D., Schwartau	56	0	▲
Multivitamin-Saft, hohes C	46	0	▲
Pur Pur Frucht-Smoothies i.D., Schwartau	55	0	▲
Nüsse, Saaten und Samen			
Cashews, Cashewkerne	553	44	▼*
Cashews, geröstet u. gesalzen	574	46	▼*
Erdnüsse	564	48	▼*
Erdnüsse, dragiert	530	39	▼*
Erdnüsse, geröstet u. gesalzen	585	49	▼*
Haselnusskerne	636	62	▼*
Esskastanien (Maronen), geröstet	173	2	▲
Kokosnuss	358	37	▼
Kokosmilch (20% Fett)	197	21	▼
Kokosnuss-Fruchtwasser	10	0	▲
Kokosraspeln	611	63	▼
Kürbiskerne	560	46	▼*
Leinsaat (Leinsamen)	372	31	▼*
Macadamianüsse	703	73	▼*
Mandeln	570	54	▼*
Gebrannte Mandeln	537	43	▼*
Mohnsamen	472	42	▼*
Paranüsse	660	67	▼*
Pekannüsse	703	72	▼*
Pinienkerne	576	51	▼*

NÜSSE

Lebensmittel	Energie (kcal)	Fett (g)	Bewertung
Pistazien, geröstet u. gesalzen	615	54	▼*
Sesamsaat	565	50	▼*
Sonnenblumenkerne	575	49	▼*
Studentenfutter mit Rosinen	484	33	▼*
Walnüsse	654	63	▼*

* Nüsse enthalten viele einfach und mehrfach ungesättigte Fettsäuren und sind daher empfehlenswert.

Süßes und Herzhaftes

In dieser Kategorie sind ganz unterschiedliche Lebensmittel und Gerichte zusammengefasst, von Marmelade über Süßigkeiten, Salatdressings bis zu Fertiggerichten, Fast Food und Kartoffelchips. Die Bewertungen ▼ und ▶ überwiegen hier, und Sie werden sehen, dass sich gerade in diesen Gruppen viel Fett sparen lässt. Beachten Sie bitte auch die mit ▲ bewerteten Süßwaren, die zwar kein Fett enthalten, dafür überwiegend aus Zucker bestehen. Sie liefern ebenfalls viele Kalorien, dabei kaum Nährstoffe. Am besten nicht jeden Tag naschen und nur eine kleine Menge.

Lebensmittel	Energie (kcal)	Fett (g)	Bewertung
Zucker und Sirup			
Ahornsirup	261	0	▲
Fruchtzucker	406	0	▲
Milchzucker	406	0	▲
Traubenzucker	406	0	▲
Zucker (Haushaltszucker, Zuckerraffinade)	406	0	▲
Kakaopulver			
Kakaopulver, schwach entölt	343	25	▼
Kakaopulver, stark entölt	253	12	▶
Kakaogetränkepulver, löslich	392	6	▶
Schokoladenpulver	385	8	▶

SÜSSIGKEITEN

Lebensmittel	Energie (kcal)	Fett (g)	Bewertung
Süße Brotaufstriche			
Apfelgelee	259	0	▲
Apfelsinenkonfitüre (Orangenkonfitüre)	259	0	▲
Aprikosenkonfitüre	248	0	▲
Erdbeerkonfitüre	256	0	▲
Erdnusspaste (Erdnussmus)	588	50	▼
Gelee i.D.	280	0	▲
Heidelbeerkonfitüre	257	0	▲
Himbeerkonfitüre	251	0	▲
Honig	307	0	▲
Johannisbeergelee	247	0	▲
Konfitüre i.D.	274	0	▲
Marmelade i.D.	280	0	▲
Nuss-Nougat-Creme	522	30	▼
Pflaumenmus	202	0	▲
Rübensirup (Rübenkraut)	273	0	▲
Sauerkirschkonfitüre	250	0	▲
Süßigkeiten			
Bitterschokolade i.D.	497	33	▼
Bonbons i.D.	391	0	▲
Fruchtgummi, Weingummi	328	0	▲
gefüllte Schokolade i.D.	514	32	▼
Geleefrüchte	329	0	▲
kandierte Früchte	263	0	▲
Lakritze i.D.	376	1	▲
Marshmallows (»Mäusespeck«)	318	0	▲

SÜSSIGKEITEN

Lebensmittel	Energie (kcal)	Fett (g)	Bewertung
Marzipan	459	18	▼
Nougat	474	21	▼
Nuss-Schokolade i.D.	520	32	▼
Pralinen i.D.	502	33	▼
Pralinen mit Alkohol	387	6	▶
Schokoladenstreusel	442	20	▼
Toffeebonbons	355	4	▲
Trüffel (Schokotrüffel)	520	32	▼
Vollmilch-Schokolade	537	32	▼
Weiße Schokolade	542	30	▼
Süßigkeiten, Markenprodukte			
After Eight	418	12	▶
Balisto Korn-Mix	500	26	▼
Bounty	467	24	▼
Caramac	563	36	▼
Choco Crossies	501	27	▼
duplo	538	33	▼
Ferrero Küsschen	608	46	▼
hanuta	524	31	▼
Haribo Color-Rado	334	2	▲
Haribo Goldbären	343	0	▲
Haribo Lakritz Schnecken	287	0	▲
Karamell Riesen, Storck	412	10	▶
Katjes Katzen Pfötchen	342	0	▲
Katjes Salzige Heringe	325	0	▲
Katjes Tropen-Früchte	337	0	▲
Kinder country	553	34	▼

SÜSSIGKEITEN

Lebensmittel	Energie (kcal)	Fett (g)	Bewertung
Kinder pinguin	442	29	▼
Kinder Riegel	554	34	▼
Kinder Schoko Bons	563	36	▼
Kinder Schokolade	554	34	▼
KitKat Riegel	507	26	▼
Knoppers	528	32	▼
Lindt Excellence, 70% Kakao	534	41	▼
Lindt Excellence, 85% Kakao	530	46	▼
Lindt Lindor Milch	610	47	▼
Lindt Fioretto i.D.	525	31	▼
M & M's Peanut	516	27	▼
Maoam Würfel	387	6	▶
Mars	455	18	▼
merci Vielfalt i.D.	552	37	▼
Milch-Schnitte, Ferrero	414	27	▼
I love Milka Pralinés i.D.	558	38	▼
Milka Schoko & Keks	555	35	▼
Milka Tender	430	20	▼
Milky Way	455	17	▼
Mini Dickmann's	419	17	▼
Mon chéri	427	19	▼
nimm2	368	0	▲
Nuts	487	24	▼
Raffaello	615	48	▼
Ritter Sport Joghurt Schokolade	571	38	▼

Lebensmittel	Energie (kcal)	Fett (g)	Bewertung
Ritter Sport Knusperflakes Schokolade	519	28	▼
Rocher, Ferrero	580	41	▼
Schoko Toffees, Storck	470	21	▼
Smarties	456	17	▼
Snickers	506	27	▼
Super Dickmann's	352	9	▶
Toffifee	535	31	▼
Twix	492	24	▼
Werther's Original	424	9	▶
Yogurette	565	36	▼
Süßspeisen			
Bayrische Creme	205	16	▼
Birne Helene	217	15	▶
Cremedessert i.D. (m. Sahne u. Ei)	238	15	▶
Cremedessert Nuss (m. Sahne u. Ei)	314	22	▼
Cremedessert Obst (m. Sahne u. Ei)	191	10	▶
Crêpe mit Apfelmus	140	5	▶
Crêpe mit Nuss-Nougat-Creme	227	11	▶
Crêpe mit Zucker	196	6	▶
Dampfnudeln	277	8	▶
Dampfnudeln mit Obst-kompott	203	5	▶
Dampfnudeln mit Vanille-soße	209	7	▶
Fruchtkaltschale i.D.	64	0	▲

SÜSSSPEISEN

SÜSSSPEISEN

Lebensmittel	Energie (kcal)	Fett (g)	Bewertung
Germknödel (mit Pflaumenmus gefüllt)	255	14	▶
Germknödel mit Vanillesoße	218	12	▶
Götterspeise	58	0	▲
Grießbrei mit Fruchtsirup	141	3	▲
Grießbrei mit Obstkompott	122	3	▲
Herrencreme	197	12	▶
Milchreis mit Obstkompott	147	4	▲
Milchreis mit Zimtzucker	169	5	▶
Mousse au chocolat	305	25	▼
Obstsalat	104	0	▲
Pfirsich Melba	184	12	▶
Quarkauflauf mit Äpfeln	138	8	▶
Quarkspeise mit frischen Früchten	113	2	▲
Rote Grütze	126	0	▲
Schokoladenpudding	127	3	▲
Tiramisu	313	22	▼
Vanillepudding	126	3	▲
Vanillesoße	94	4	▲
Wein-Cremedessert (m. Sahne u. Ei)	209	12	▶
Süßspeisen, Markenprodukte			
Dessertsoßen Frucht i.D., Zentis	172	0	▲
Dessertsoße Schokolade, Zentis	265	2	▲
Dessertsoße Vanille, Zentis	138	6	▶

EIS

Lebensmittel	Energie (kcal)	Fett (g)	Bewertung
Gala Feiner Schokoladen-pudding, Dr. Oetker	100	2	▲
Garant Grießpudding, Dr. Oetker	92	1	▲
Joghurt Creme Himbeer-Geschmack, Dr. Oetker	124	4	▲
Mousse Zitrone, Dr. Oetker	148	3	▲
Panna Cotta, Dr. Oetker	190	11	▶
Paradiescreme Vanille-Geschmack, Dr. Oetker	114	3	▲
Quarkfein Erdbeer-Ge-schmack, Dr. Oetker	97	1	▲
Rotwein-Creme, Dr. Oetker	212	9	▶
Eis			
Eiskaffee mit Sahne	91	6	▶
Eisschokolade mit Sahne	137	8	▶
Fruchteis i.D.	192	8	▶
Fruchtsorbet	132	1	▲
Schokoladeneis	216	11	▶
Softeis	130	2	▲
Vanilleeis	201	11	▶
Eis, Markenprodukte			
Capri, Langnese	90	0	▲
Cornetto Bottermelk Zitro-ne, Langnese	234	11	▶
Cornetto Haselnuss, Langnese	309	18	▼
Crème brûlée, Mövenpick	188	6	▶
Cremissimo Bourbon Vanille, Langnese	219	11	▶
Cremissimo Stracciatella, Langnese	234	11	▶

SUPPEN & SALATE

Lebensmittel	Energie (kcal)	Fett (g)	Bewertung
Cremissimo Leichter Genuss Aprikose-Mango	180	5	▶
Cremissimo Leichter Genuss Vanille, Langnese	165	5	▶
Magnum Classic, Langnese	303	19	▼
Maple Walnuts, Mövenpick	235	11	▶
Nogger, Langnese	310	21	▼
Feinkostsalate			
Eiersalat	135	9	▶
Geflügelsalat	91	3	▲
Kartoffelsalat (mit Essig u. Öl)	123	7	▶
Kartoffelsalat (mit Mayonnaise)	154	11	▶
Käsesalat	213	16	▼
Krabbensalat	163	12	▶
Nudelsalat (mit Mayonnaise)	205	14	▶
Reissalat	132	7	▶
Waldorfsalat	250	23	▼
Wurstsalat	179	16	▼
Eintöpfe und Suppen			
Chili con carne	112	6	▶
Cremesuppen i.D.	63	6	▶
Erbseneintopf mit Speck	71	3	▲
Gemüsebrühe, klare	3	0	▲
Gemüseeintopf mit Rindfleisch	64	3	▲
Gulaschsuppe	66	4	▲
Kartoffelsuppe	46	1	▲
Käsesuppe mit Hackfleisch	144	12	▶

Lebensmittel	Energie (kcal)	Fett (g)	Bewertung
Käsesuppe, vegetarisch	110	9	▶
Linseneintopf mit Speck	85	3	▲
Rindfleischbrühe, klare	6	0	▲
Spargelcremesuppe	57	5	▶
Tomatensuppe	39	3	▲
Zwiebelsuppe	65	6	▶
Eintöpfe und Suppen, Markenprodukte			
Feuertopf, Erasco	61	2	▲
Graupentopf, Erasco	37	0	▲
Hühner-Reistopf, Erasco	64	2	▲
Kartoffel-Gemüsetopf, Sonnen Bassermann	40	1	▲
Mexikanischer Chilitopf, Sonnen Bassermann	66	1	▲
Möhrentopf, Sonnen Bassermann	47	3	▲
Pichelsteiner Topf, Erasco	29	1	▲
Serbische Bohnensuppe, Erasco	66	2	▲
Wirsingtopf, Sonnen Bassermann	38	2	▲
Pizza und herzhafte Backwaren			
Flammkuchen mit Zwiebeln und Speck	198	9	▶
Kräuter-/Knoblauchbutter-Baguette	310	13	▶
Pizzabaguette mit Ananas u. Schinken	211	7	▶
Pizzabaguette mit Pilzen	205	8	▶
Pizzabaguette Salami	277	14	▶
Pizza Calzone	232	10	▶
Pizza Funghi (Pilze)	230	9	▶

FAST FOOD

Lebensmittel	Energie (kcal)	Fett (g)	Bewertung
Pizza Hawaii (Ananas und Schinken)	228	8	▶
Pizza Margherita (Tomate)	248	9	▶
Pizza Salami	263	12	▶
Pizza Spinaci (Spinat)	226	9	▶
Pizza Tonno (Thunfisch)	248	10	▶
Pizza Vegetarisch	220	8	▶
Quiche Lorraine	327	25	▼
Toast Hawaii (Ananas, Schinken, Käse)	221	12	▶
Toast mit Schinken und Käse	270	16	▼
Zwiebelkuchen	190	11	▶
Fast Food			
Cheeseburger i.D.	275	13	▶
Currywurst, Pommes frites, Ketchup u. Mayo	283	21	▼
Currywurst mit Soße	236	20	▼
Döner-Tasche	157	5	▶
Falaffel-Tasche	152	4	▲
Hamburger i.D.	264	11	▶
Hot Dog	245	16	▼
Lamacun (türkische Pizza)	127	5	▶
Wrap mit Hähnchenfleisch	125	6	▶
Fast Food, Markenprodukte			
Big King, Burger King	280	18	▼
Big Mac, McDonald's	225	11	▶
Chickenburger mit Chili Sauce, McDonald's	244	9	▶
Chicken McNuggets, McDonald's	237	13	▶

SOSSEN

Lebensmittel	Energie (kcal)	Fett (g)	Bewertung
Chicken Nugget Burger, Burger King	281	15	▶
Country Burger, Burger King	232	12	▶
Fish King, Burger King	244	13	▶
Hamburger Royal, McDonald's	247	13	▶
McChicken, McDonald's	256	12	▶
McFlurry Smarties, McDonald's	179	7	▶
Milchshake Schoko, McDonald's	121	3	▲
Whopper, Burger King	223	13	▶
Soßen und Salatdressings			
Bechamelsoße	94	7	▶
Bratensoße (mit Mehlschwitze)	79	6	▶
Cocktaildressing	518	54	▼
Cremedressing i.D. (Öl-Essig-Ei)	617	69	▼
helle Grundsoße (mit Mehlschwitze)	78	6	▶
Holländische Soße, Sauce Hollandaise	561	62	▼
Italienische Tomatensoße	69	6	▶
Jägersoße	151	15	▶
Joghurtdressing	97	7	▶
Käsesoße i.D.	133	10	▶
Pesto mit Olivenöl (Basilikum)	564	56	▼*
Pesto mit Olivenöl (Tomate)	450	43	▼*
Rahmsoße i.D. (mit Sahne)	131	14	▶

SOSSEN & DRESSINGS

Lebensmittel	Energie (kcal)	Fett (g)	Bewertung
Sahne-/Schmanddressing	319	33	▼
Vinaigrette (Öl-Essig-Senf)	594	66	▼*
Salatdressings, Markenprodukte			
Feinkostsauce Curry, Kraft	200	14	▶
Feinkostsauce Knoblauch, Kraft	180	14	▶
Salatfix Crème Fraîche, Kühne	205	20	▼
Salatfix Gartenkräuter, Kühne	267	25	▼
Salatfix Italian, Kühne	60	5	▶
Salatfix Joghurt, Kühne	213	19	▼
Salatfix Joghurt-Kräuter leicht, Kühne	141	11	▶
Würzmittel und Würzsoßen			
Barbecue-Grillsoße	146	0	▲
Essig, Obstessig	20	0	▲
Essig, Weinessig	19	0	▲
Knoblauchdip	172	14	▶
Senf, mittelscharf	87	4	▲
Senf, scharf	79	4	▲
Senf, süß	87	4	▲
Sojasoße	70	0	▲
Tomatenketchup	110	0	▲
Tomatenmark	74	0	▲
Würzsoßen, Markenprodukte			
Curry Ketchup, Heinz	102	0	▲
Hamburger Sauce, Hela	305	26	▼
Helle Fritten Sauce, Hela	296	30	▼

Lebensmittel	Energie (kcal)	Fett (g)	Bewertung
Tomaten Gewürz Ketchup, Hela	127	0	▲
Würzsauce Curry, Kühne	249	20	▼
Würzsauce Knoblauch, Kühne	359	34	▼
Würzsauce Schaschlik, Kühne	102	0	▲
Würzsauce Zigeuner, Kühne	92	0	▲
Knabberwaren			
Erdnussflips	530	35	▼
Kartoffelchips	536	39	▼
Kartoffelsticks	492	32	▼
Käsegebäck (aus Blätterteig)	527	38	▼
Kräcker	376	3	▲
Popcorn (süß)	387	5	▶
Reiswaffeln, ungesalzen	390	2	▲
Schoko-Reiswaffeln	463	17	▼
Salzstangen, Salzbrezeln	347	1	▲
Knabberwaren, Markenprodukte			
Chipsfrisch ungarisch, Funny-frisch	539	35	▼
Chipsfrisch Delight Paprika, Funny-frisch	472	24	▼
Chips ready salted, Chio	541	35	▼
ErdnußLocken Classic, Lorenz	492	24	▼
Pringles Original	540	36	▼
Pringles Light Aromas Red Pepper	482	24	▼
Saltletts Snack Mix, Lorenz	439	15	▶

KNABBERWAREN

95

KNABBERWAREN

Lebensmittel	Energie (kcal)	Fett (g)	Bewertung
Taccos, Chio	484	25	▼
Tortilla Chips (Tacitos), Lorenz	492	25	▼
Zwiebli Ringe, Funny-frisch	508	28	▼

Getränke

Getränke sind meist fettfrei oder fettarm und erhalten damit eine ▲-Bewertung. Denken Sie aber daran, dass in allen zucker- und alkoholhaltigen Getränken viele Kalorien stecken.

Lebensmittel	Energie (kcal)	Fett (g)	Bewertung
Kaffee, Tee und Wasser			
Espresso ohne Zucker	2	0	▲
Kaffee ohne Milch u. Zucker	2	0	▲
Kaffee mit Milch i.D.	8	0	▲
Kaffee mit Milch u. Zucker i.D.	27	0	▲
Kräuter-, Früchtetee ohne Zucker	1	0	▲
Malz-, Getreidekaffee	6	0	▲
Milchkaffee (halb/halb)	33	2	▲
Tee schwarz/grün ohne Zucker	1	0	▲
Tee mit Zucker	14	0	▲
Trinkwasser	0	0	▲
Mineralwasser	0	0	▲
Erfrischungsgetränke (Fruchtsäfte siehe auch unter Obst)			
Apfelsaftschorle (1:1)	25	0	▲
Bitterlimonade	31	0	▲
Colagetränke	43	0	▲
Colagetränke, kalorienarm	2	0	▲

ERFRISCHUNGSGETRÄNKE

Lebensmittel	Energie (kcal)	Fett (g)	Bewertung
Cola-Limo-Mixgetränk	44	0	▲
Eistee i.D.	31	0	▲
Fruchtschorle i.D.	26	0	▲
Orangenfruchtsaftgetränk, kalorienreduziert	23	0	▲
Orangen-/Zitronenlimonade	42	0	▲
Orangen-/Zitronenlimonade, kalorienarm	3	0	▲
Orangensaftschorle (1:1)	23	0	▲
Erfrischungsgetränke, Markenprodukte			
Bionade i.D.	20	0	▲
Bitter Lemon, Schweppes	52	0	▲
Capri-Sonne Orange	43	0	▲
Coca-Cola	42	0	▲
Coca-Cola light oder zero	0	0	▲
Fanta Orange	39	0	▲
Fanta Zero	3	0	▲
Punica Classics Rote Früchte	39	0	▲
Punica Classics Roter Multivitamin 17+4	38	0	▲
Punica Tea & Fruit Exotic	13	0	▲
Sprite	37	0	▲
Sprite Zero	1	0	▲
Tonic Water, Schweppes	38	0	▲
Energydrinks, Markenprodukte			
Burn	49	0	▲
Isostar Hydrate & Perform Fresh Alu	29	0	▲
Powerade Sportswater i.D.	16	0	▲

BIER & WEIN

Lebensmittel	Energie (kcal)	Fett (g)	Bewertung
Powerade Sportsdrink i.D.	24	0	▲
Red Bull	45	0	▲
Bier			
alkoholfreies Bier (<0,5 Vol%)	25	0	▲
Altbier (5,0 Vol%)	41	0	▲
Bier mit Limonade (2,5 Vol%; Radler, Alster)	45	0	▲
Bier mit Cola-Limonade (2,5 Vol%; Diesel)	45	0	▲
Kölsch (5,0 Vol%)	42	0	▲
Malzbier (0 Vol%)	41	0	▲
Pils (5,0 Vol%)	42	0	▲
Starkbier (6,0 Vol%)	60	0	▲
Weizenbier, Weißbier (5,0 Vol%)	40	0	▲
Wein und Sekt			
Apfelwein (6,0 Vol%; Cidre, Cider)	45	0	▲
Champagner (12,5 Vol%)	80	0	▲
Fruchtweine i.D. (10,0 Vol%)	70	0	▲
Portwein (20,0 Vol%)	160	0	▲
Roséwein (11,5 Vol%)	75	0	▲
Rotwein (12,5 Vol%)	85	0	▲
Sekt (12,5 Vol%)	80	0	▲
Weißwein (11,5 Vol%)	75	0	▲
Liköre und Spirituosen			
Aquavit (40,0 Vol%)	225	0	▲
Eierlikör (14,0 Vol%)	270	7	▶
Fruchtlikör (20,0 Vol%)	192	0	▲

SPIRITUOSEN

Lebensmittel	Energie (kcal)	Fett (g)	Bewertung
Gin (40,0 Vol%)	225	0	▲
Grappa (40,0 Vol%)	225	0	▲
Korn, Klarer (32,0 Vol%)	180	0	▲
Kräuter-, Gewürz-, Bitter-likör (35,0 Vol%)	235	0	▲
Obstbrand (40,0 Vol%)	225	0	▲
Rum (40,0 Vol%)	225	0	▲
Sherry (17,0 Vol%)	102	0	▲
Weinbrand (40,0 Vol%)	225	0	▲
Whisky, Scotch (43,0 Vol%)	240	0	▲
Wodka (40,0 Vol%)	225	0	▲

Register

SERVICE

Liebe Leserin, lieber Leser,

hat Ihnen dieses Buch weitergeholfen? Für Anregungen, Kritik, aber auch für Lob sind wir offen. So können wir in Zukunft noch besser auf Ihre Wünsche eingehen. Schreiben Sie uns, denn Ihre Meinung zählt!

Ihr TRIAS Verlag
E-Mail-Leserservice: heike.schmid@medizinverlage.de
Lektorat TRIAS Verlag, Postfach 30 05 04, 70445 Stuttgart, Fax: 0711 89 31-748

IMPRESSUM

**Bibliografische Information
der Deutschen Nationalbibliothek**
Die Deutsche Nationalbibliothek verzeichnet
diese Publikation in der Deutschen Nationalbi-
bliografie; detaillierte bibliografische Daten
sind im Internet
über http://dnb.d-nb.de abrufbar.

Programmplanung: Uta Spieldiener
Redaktion: Anne Bleick, Stuttgart

Umschlaggestaltung und Layout: CYCLUS
Visuelle Kommunikation, Stuttgart

Bildnachweis:
Umschlagfoto: Corbis
Fotos im Innenteil: S. 5: Jupiterimages,
S. 8: Ojo Images/F1online, S. 30: Fotolia

Wichtiger Hinweis: Wie jede Wissenschaft ist
die Medizin ständigen Entwicklungen unter-
worfen. Forschung und klinische Erfahrung
erweitern unsere Erkenntnisse, insbesondere
was Behandlung und medikamentöse Thera-
pie anbelangt. Soweit in diesem Werk eine
Dosierung oder eine Applikation erwähnt wird
oder Ratschläge und Empfehlungen gegeben
werden, darf der Leser zwar darauf vertrauen,
dass Autoren, Herausgeber und Verlag große
Sorgfalt darauf verwandt haben, dass diese
Angaben dem Wissensstand bei Fertigstellung
des Werkes entsprechen, jedoch kann eine
Garantie nicht übernommen werden. Eine
Haftung des Autors, des Verlags oder seiner
Beauftragten für Personen-, Sach- oder Ver-
mögensschäden ist ausgeschlossen.

1. Auflage

© 2014 TRIAS Verlag in
MVS Medizinverlage Stuttgart GmbH & Co. KG
Oswald-Hesse-Straße 50, 70469 Stuttgart

Printed in Germany

Satz und Repro: Fotosatz Buck, Kumhausen
gesetzt in Adobe InDesign 5.0
Druck: AZ Druck und Datentechnik GmbH,
Kempten

Gedruckt auf chlorfrei gebleichtem Papier

ISBN 978-3-8304-6726-7   1 2 3 4 5 6

Auch erhältlich als E-Book:
eISBN (PDF) 978-3-8304-6727-4
eISBN (ePub) 978-3-8304-6728-1

 Besuchen Sie uns auf facebook!
**www.facebook.com/
gesundeernaehrungtrias**